Panthertage

Mein Leben mit Epilepsie

Sarah Elise Bischof

Panthertage

Mein Leben mit Epilepsie

Eden BOOKS

Für meine Schwester Mareike

Dafür, dass Du mich bis an Dein Lebensende bei Dir aufnehmen würdest, ich bei Stürmen bei Dir im Bett schlafen durfte und Du mir noch in jede Klinik Bananenmilch geschmuggelt hast.

Ich musste durch Scham. / Jag måste genom skam.
Ich musste durch Träume. / Jag måste genom drömmar.
Vielleicht musste ich erst einige Male sterben, um zu leben. /
Kanske måste jag dö några gånger, innan jag kann leva.
–Nach Håkan Hellström

1. Kapitel

Siebenmal hinfallen, achtmal aufstehen. Es ist nur ein Gewitter an einem ansonsten sonnigen Tag.

Zugegeben, in manchen Situationen kann ich meine eigenen Kalendersprüche kaum ertragen. Vor allem dann nicht, wenn ich auf einer Bare hilflos ausgeliefert durch die Krankenhäuser dieser Welt geschaukelt oder mit Blaulicht in das nächstliegende Krankenhaus verfrachtet werde und verzweifelt versuche, meinen Gedanken Ausdruck zu verleihen. Doch irgendwo zwischen Sprachzentrum und Mund herrscht ein Wackelkontakt, der mir das Sprechen verweigert.

»Sa-a I-scho«, höre ich verwirrte Vokale meinen Mund verlassen, während die Trage unsanft gegen eine Kante stößt. Verflucht. Buchstabenchaos im Kopf. »Wissen Sie, wie Sie heißen?«, wiederholt eine Männerstimme lautstark und überzogen deutlich. Zugegeben, meinem Notfallausweis, den sie inzwischen gefunden haben werden, ist eine gewisse Hilfebedürftigkeit zu entnehmen. Aber meine Ohren sind vollkommen in Ordnung und davon, schwer von Begriff zu sein, bin ich ebenfalls noch eine ganze Ecke entfernt. Ich kann es vielleicht nicht von allzu vielen Körperteilen behaupten, aber eins weiß ich ganz bestimmt: Meine Ohren, die sind superklasse. Allzu gern sitze ich zu Hause auf meinem Badewannenrand, rauche eine heimliche Zigarette als Hommage an meine persönliche Filmheldin Margot

Tenenbaum und lausche durch die Wand hindurch gespannt den Telefongesprächen meines Nachbarn Tobi, den sein Schürzenjäger-Dasein wieder und wieder in allerlei Kalamitäten stürzt. Ich wohne dort schon bald zwei Jahre und doch konnte ich bei dem armen Kerl keinerlei Lernprozess in Liebesangelegenheiten feststellen. Mich soll es nicht weiter stören. Zum einen ist es eine unterhaltsame Ablenkung zu meinem eigenen Liebesleben, das, sagen wir es einmal nordisch nobel, in eine Art ausweglos erscheinende Flaute geraten ist. Zum anderen dient es meinen inoffiziellen Sozialstudien, einem Hobby, dem ich bei jeder sich bietenden Gelegenheit genüsslich fröne.

Die lautstarken Klänge hallen in meinem Gehirn noch immer von einer Schädelwand zur anderen. Wenn ich könnte, würde ich meine Hände an die Ohren pressen und den armen Mann anbrüllen, dass ich ihn durchaus verstanden habe, mein Gehirn derzeit nur aufgrund eines Resets und daraus resultierender Wartungsarbeiten etwas länger braucht, um die Frage zu verarbeiten und schließlich die Buchstaben für eine Antwort zusammenzukramen. Ich atme tief durch. Konzentriere dich, Sarah, du schaffst es und ganz bestimmt darfst du dann einfach schlafen. Inzwischen scheint eine gefühlte Ewigkeit vergangen, dennoch kneife ich mein Gehirn zusammen und unter größter Kraftanstrengung höre ich mich noch einmal ein »Saha Ischo« herauspressen. Nicht schlecht. Nur drei Buchstaben sind auf ihrem langen Weg von der Idee im Sprachzentrum bis zur Lautäußerung im Mundraum verloren gegangen. Und dass ich das H vom Ende meines Vornamens in die Mitte versetzt habe, um zumindest zwei Silben bilden zu können, zählt ja wohl nicht. Das F als Endlaut meines Nachnamens wurde aufgrund des Ermüdungsgrades meines Kopfes gewissermaßen hintenraus wegrationalisiert und das B ist mir momentan einfach zu anstrengend. Lippen zusammenpressen ist einfach nicht drin. Zuletzt lenke ich meine Gedanken auf das R. Nach großen Anfällen ist es ein wahrer Rabauke. Es wird am längsten verschwunden sein. Häufig dauert es bis zum nächsten Tag, bis der Artikulationsprozess es wieder gekonnt ausspucken kann. Aber vielleicht versteckt es sich heute nur für einige Stunden. Hoffentlich. Sarah Bischof. So heiße ich. Und ich habe Epilepsie. Oder »E-i-le-ie«, wie ich es gerade ausdrücken würde.

Ich muss in einen tiefen Schlaf gefallen sein. Als ich wieder zu mir komme, habe ich nicht den Funken einer Vorstellung, wie viel Zeit vergangen ist. Ich muss nicht die Augen öffnen, um zu wissen, wo ich bin. Das monotone Piepen ist zu einem jener vertrauten Geräusche geworden, die einem zum Beispiel auch im Elternhaus begegnen. Die Art und Weise, wie die alten Wände knarzen, Mamas bedächtige Schritte auf der Treppe zu unseren Kinderzimmern, die Kombination des abendlichen Abwaschs mit Papas leisem Gesang alter Bob-Dylan- oder Mark-Knopfler-Lieder, die von einer tiefen inneren Ruhe und Zufriedenheit zeugen, oder auch die Schwalben vor meinem Fenster, die mir Morgen und Abend verkünden. Bei diesen Geräuschen scheint die Zeit stehen zu bleiben. Von frühester Kindheit an bis heute umhüllt mich derselbe Mantel wohliger Geborgenheit und ich verspüre ein tiefes Heimatgefühl.

Ich versuche mich innerlich zu sammeln und die letzten Stunden zu rekapitulieren. Hunderunde – Frühstück – E-Mails – Telefon – Maja – übersetzen – Mittagspause – einkaufen – Cut. Streng dich an, Sarah. War es im Supermarkt? Auf der Straße? Panik überkommt mich. Habe ich eingenässt? Wer hat mich gefunden? Habe ich den Menschen Angst gemacht? Wo ist meine Handtasche? Müssen Einkäufe in den Kühlschrank? Und dann schnürt sich mein Herz zusammen. Maja, meine kleine Maja! Hatte ich sie dabei? Wartet sie vielleicht immer noch angebunden vor dem Supermarkt? Hat sie jemand mitgenommen? Ruhig – ganz ruhig. Es wird alles gut sein. Es muss alles gut sein. Die grellen Krankenhauslichter blenden mich durch die geschlossenen Augen hindurch und der Sauerstoffschlauch kitzelt in meiner Nase. Ich greife ortskundig nach der wohlbekannten Klingel und hole noch einmal tief Luft, ehe ich drücke. Schließlich weiß ich, dass ich den ganzen Rattenschwanz, den so ein Anfall mit sich bringt, damit in Bewegung setze. Dennoch, ich brauche Gewissheit, wo Maja ist.

Kurze Zeit später höre ich Schwesternpuschen geradlinig über den Krankenhausflur schleichen und unter ihnen das Linoleum gelegentlich aufschluchzen, ehe sie vor meiner Tür zum Stehen kommen. Die Tür öffnet sich schwungvoll und prallt mit einem leichten Knall gegen ihren Stopper vor der Zimmerwand. Ich zucke zusammen.

»Frau Bischof, wie schön, dass Sie wieder bei uns sind. Wie geht es uns denn?«, fragt eine energische Krankenschwester in den Fünfzigern. Mit ihrem stämmigen Körperbau, dem burschikosen Kurzhaarschnitt und dem forschen Befehlston ist sie alles andere als das, was mein Nachbar Tobi schätzungsweise mit einer Krankenschwester assoziiert, doch mir soll es gleich sein, ich habe eh nur ein Ziel: dieses Krankenhaus so schnell wie möglich in Richtung heimische Wohnung zu verlassen. »Gas gu geh es«, murmele ich voller Hoffnung, dass sie meinen Wortbrei übersetzen kann. Während die Schwester Pupillen, Puls, Blutdruck und Konsorten überprüft, erschlägt sie mich mit den üblichen Fragen – brav dem Klischeeprotokoll folgend in der ersten Person Plural – und ebenso unüberhörbar und betont deutlich wie die vorangegangene Männerstimme:

»Frau Bischof, wissen wir denn, was passiert ist?«

»Haben wir uns irgendwo wehgetan?«

»Sollen wir mal etwas trinken?«

»Können wir uns schon allein aufrichten?«

Meine kapitulierenden »Hms« wähle ich aufgrund körperlichen und geistigen Ausgeliefertseins trotz des inneren Bedürfnisses nach sarkastischen Antworten. Für mühevolles Aufrichten und einige Schlucke Wasser werde ich mit einem teilnahmslosen »Ganz, ganz toll machen Sie das, na sehen Sie, so schlimm ist es doch gar nicht!« entlohnt und fühle mich wie ein Welpe, der heute mal nicht auf den Teppich gepinkelt hat. Könnte sie mich bitte noch ein klein wenig tätscheln? Gott sei Dank lenken Geräusche an der Tür die Krankenschwester – Kategorie launischer Drache – von meiner zunehmend grimmigeren Miene ab. Die Klinke wird diesmal sehr bedacht heruntergedrückt und ein schmächtiger, gazellenartiger Arzt betritt beinahe lautlos den Raum. Wie Schatten folgt ihm eine beachtliche Zahl junger, wissbegieriger Assistenzärzte und Studenten, die sich geübt um mein Bett drapieren und entweder gelehrig, teilnahmslos, mitleidig, wichtigtuerisch oder den Arzt anhimmelnd dreinschauen. Zu gern wäre ich in der Lage, mich etwas mehr aufzurichten, um nachzuschauen, ob der lautlose Doktor wohl Mokassins trägt. Mit seinem lakonisch-fragilen Stimmchen befragt er mich, eine vertraute Routine überkommt mich. Ob dies schon öfter passiert sei, ob ich in Behandlung sei, ob die motorischen wie sprachlichen Folgestörungen bekannt seien usw. Natürlich kann er dies alles in meiner stattlichen Krankenhausakte nachlesen, doch das wäre zu einfach. Schließlich haben es einige Neurologen so an sich, dass sie sich selbst für den hellsten Stern am Ärztehimmel halten und glauben, dass in ihrem brillanten Hirn der Schlüssel zu meiner Anfallsfreiheit verborgen sei. Selbstverständlich ist dieses Engagement in gewisser Weise auch löblich, dennoch stellt das Überhäuftwerden mit Fragen in einem noch relativ unmittelbaren Postanfallsmoment für mich eine reine Folter dar. Jeder Satz – so ein Unfug: jedes einzelne Wort und jeder Buchstabe stellen eine enorme Arbeit für mich dar und treiben mir die

Tränen ins Gesicht, schreit mein Körper doch nur nach Ruhe und Schlaf und zwar zu Hause, in meinem vertrauten Bett und nach Möglichkeit mit meiner vertrauten kleinen Hundedame Maja an meiner Seite. Maja, die einen in gewohnter Manier kritisch betrachtet, tief seufzt und sich dann extra fest an einen drückt, als wolle sie sagen: Alles wird gut.

Alles in allem bin ich nach zehn Jahren Erfahrung mit dieser Krankheit doch gewissermaßen ernüchtert, was meine Hoffnung angesichts der immer gleichen Untersuchungen durch immer wieder neue Ärzte betrifft, und ein unfreiwilliger Krankenhausbesuch infolge eines Anfalls in der Öffentlichkeit bedeutet für mich in erster Linie einen Routineablauf, der an *Und täglich grüßt das Murmeltier* erinnert und den ich so schnell wie möglich beendet wissen möchte. Während die Gazelle spröde über den weiteren Ablauf und Therapieoptionen monologisiert, denen ich alarmiert Wortfetzen wie »Im Laufe der Woche« oder »Langzeituntersuchung« entnehme, suche ich in meinem Kopf nach den richtigen Buchstaben und versuche diese festzuhalten, um so Wörter zu basteln, mit denen ich mein Anliegen mitteilen kann. Doch die Gazelle ist in dieser Einrichtung von enormer Wichtigkeit und stets auf dem Sprung und ehe nur das kleinste Wort meinen Mund verlässt, eilt sie wieder wortlos aus dem Raum, der Schwarm eifrig folgend, mir noch den ein oder anderen aufmunternden Blick zuwerfend. »Macht euch keine Sorgen, Kinder, ich bin das gewöhnt und komme schon klar, Ehrenwort!«, möchte ich ihnen zurufen. Also wirklich, die Studenten hat es doch viel schlimmer als mich getroffen. Ich bin bald wieder zu Hause, doch sie müssen weiter Tag um Tag den selbstverliebten Monologen der überirdischen Gazelle lauschen.

Da sich kein Holz in Reichweite befindet, klopfe ich dreimal auf meinen Kopf und klingle erneut nach einer Schwester. Mein Holzkopf trägt Früchte. Anstelle des Dragonerweibes betritt eine junge Kollegin – Kategorie freundliche Verbündete – meinen Raum. Nachdem ich ihr gestisch zu verstehen gegeben habe, dass ich nur sehr schwer und wenig sprechen kann, frage ich sie, ob jemand versucht hat, meinen Notfallkontakt Lena zu erreichen. Sie hört geduldig zu, bis ich wenigstens annähernd die Buchstaben zusammengesammelt und in einigermaßen verständliche Worte verpackt habe, und verspricht, sich unverzüglich darum zu kümmern und Lena überdies nach meinem Hund zu fragen. Während sie sich aufmacht, betrachte ich die gekachelte Decke, und noch bevor ich anfangen kann, zur Beruhigung Kacheln zu zählen, bin ich wieder ins Traumland entschwunden.

»Na, mein Zappelinchen«, befördert mich Lenas vertraute Stimme wieder in die Wirklichkeit. Ich lächle sie an, unfähig auszudrücken, wie unvorstellbar dankbar ich bin, dass sie da ist. Noch bevor ich etwas fragen kann, sagt sie: »Maja ist bei deinem Nachbarn. Der ist übrigens ziemlich heiß. Das hast du mir nie erzählt, du Schweinebacke. Jetzt wollen wir dich mal nach Hause holen, was?«

Zunächst müssen wir einer äußerst enttäuschten Gazelle mitteilen, dass ich nicht für weitere Untersuchungen bleiben werde, sondern mich auf eigene Verantwortung gewissermaßen selbst entlasse. Einen Termin in der Epilepsie-Ambulanz lehne ich ebenfalls dankend ab. Als Privatpatientin ist man bei Ärzten begehrter als die letzte Cola in der Wüste, doch ich bin seit mittlerweile vier Jahren bei einer niedergelassenen Neurologin, die ich nicht nur ob ihres trockenen Humors sehr zu schätzen weiß. Also gilt es, die Entlassungspapiere zu unterschreiben, ein paar Schmerzmittel und Tabletten zur Muskelentspannung bei weiteren Krämpfen einzusacken und sich von Lena im Rollstuhl Richtung Ausgang schieben zu lassen.

»Grundgütiger, du hast keine Ahnung, was gestern passiert ist«, sprudelt es unbehelligt aus ihr heraus, sobald wir außer Hörweite der Dragonerschwester sind, die ebenso wie Artgenossen gleicher Kategorie auf alle Menschen eine einschüchternde Wirkung hat, selbst auf die toughe Lena. »Ich habe mir doch neulich mit meinem Exfreund Jan geschrieben. Der ist tatsächlich von seinem Selbstfindungstrip runter und wir haben uns gestern Abend getroffen.« Und sie berichtet mir, wie sie sich als ehemalige Liebende erst heftig stritten, sich dann geistig und unter zunehmendem Einfluss unserer einzigen Droge, Rotwein, schließlich auch körperlich näherkamen, bis sie sich wie in ihren innigsten Zeiten im Bett suhlten. Dafür liebe ich Lena. Sie akzeptiert meine Epilepsie und alles, was diese so mit sich bringt, als ganz normalen Bestandteil meines Lebens und unserer Freundschaft und anstatt ein großes Gewese um derartige Zwischenfälle zu machen, weiß sie diese geschickt in unseren Alltag einzubinden. Und zu unserem Alltag gehören eben auch Männergeschichten.

Auf dem Weg nach Hause komme ich dazu, sie zu fragen, ob sie wisse, wo mein Anfall passiert und wie Maja zu Tobi gekommen sei. Sie hat keine Ahnung, verspricht aber völlig uneigennützig, unmittelbar nach unserer Ankunft ausführlich Tobi darüber zu befragen: »Vielleicht sollte ich mir mal seine Nummer geben lassen. Nur falls was ist. Immerhin wohnt er direkt neben dir.« Ich lache und sehe aus den Augenwinkeln, wie Lena selbstzufrieden in sich hineinlächelt, vor lauter Begeisterung über diesen Plan, den sie soeben ausgeheckt hat.

Ich kenne Lena seit dem Kindergarten. Wir sind beide im südschwedischen Lomma, einem kleinen Vorort von Malmö, aufgewachsen und haben gemeinsam den deutsch-schwedischen Kindergarten besucht. Mit deutschen Vätern und schwedischen

Müttern ausgestattet, spürten wie früh eine innere Verbundenheit, die ich sonst nur mit meiner großen Schwester Mathilda teile. Im Alter von 13 Jahren zog Lenas Familie nach München und unser Kontakt erlitt in den Teenagerjahren altersbedingte Turbulenzen. Nach meinem Abitur an einer internationalen Schule besuchten wir uns gegenseitig und die magische innere Verbundenheit war innerhalb kürzester Zeit ohne großes Zutun wiederhergestellt. Ich glaube, so entstehen Freundschaften, die eine Lebenszeit überdauern können. Inzwischen habe ich gelernt, dass wahre Freundschaften weniger darauf beruhen, dass man denselben Weg einschlägt, sondern vielmehr darauf, dass man jederzeit unterschiedliche Abzweigungen nehmen kann, ohne dass sich an der Freundschaft etwas ändert. Irgendwann kreuzen sich die Wege wie im Falle von Lena und mir erneut und wie zwei Landstreicher wandert man wieder gemeinsam, nebeneinander, miteinander. Und vor allem bedingungslos. Doch ich weiß, falls bei Lena und mir ein weiterer Abschied ansteht, können wir immer auf ein sicheres Wiedersehen vertrauen.

Kurz nach dem Wiederaufkeimen unserer Freundschaft vor zehn Jahren folgten meine ersten Anfälle und nach ungewissen Monaten mit vielen Arztbesuchen, Krankenhausaufenthalten und großer Verzweiflung stand die Diagnose Epilepsie fest, welche Lena und mich im Gegensatz zu vielen anderen Freundschaften nur enger zusammenführte. Während ich mich die ersten Jahre mit der Epilepsie nicht traute, die behütete Scholle meiner Heimat und vor allem die Nähe zu meinen Eltern zu verlassen, fand ich vor fünf Jahren endlich den Mut, mich zu lösen, und zog zum Hauptstudium an die Isar. Bis ich eine eigene Wohnung fand, teilten wir uns sogar Lenas Einzimmerwohnung und fühlten uns wie in unserer Kindheit, wenn wir eng aneinandergekuschelt beieinander übernachteten und die von unseren Eltern angebotenen Luftmatratzen oder Gästebetten als Affront empfanden. Seither wandern wir gemeinsam. Nicht immer einer Meinung und nicht immer in der gleichen Geschwindigkeit, doch falls einem von uns ein Baumstamm den Weg versperrt, setzen wir uns darauf und trinken erst einmal ein Glas Wein, ehe wir ihn gemeinsam beiseite räumen.

Heute ist Lena eine ehrgeizige PR-Frau in einer Modeagentur und ich, nun ja, ich schlage mich mit dem Übersetzen durch. Das klingt jetzt wahnsinnig aufregend, aber ehrlich gesagt sind es in der Regel schwedische Anleitungen, die ich ins Deutsche übersetze, oder Fachartikel. Keine spannenden oder anspruchsvollen Fachartikel, eher aus der Ecke der Jahresberichte vom Verband schwedischer Kaninchenzüchter, die ihrem freundschaftlich verbundenen deutschen Partnerverband den Rammler des Jahres vorstellen wollen und von weiteren erstaunlichen Erfolgen berichten. Jedenfalls gleicht es alles in allem nicht im Entferntesten der Illusion, die der Normdeutsche mit dem Beruf der Übersetzerin verbindet. Und so oft dies vermutet wird: Reisen, nein, reisen musste ich noch nie deshalb.

Wenn ich nicht gerade spannende Artikel übersetze, verbringe ich meine Zeit mit der Arbeitssuche. Die Hoffnung auf eine Festanstellung im Kulturbereich habe ich nicht aufgegeben, obgleich ich einsehen musste, dass Epileptiker nicht die favorisierten Bewerber sind. Erwähne ich es direkt im Lebenslauf, kann ich schon froh sein, wenn die Absage einigermaßen persönlich formuliert ist und kein reiner Standardtext. Spreche ich es erst im persönlichen Gespräch an, sehe ich meinem Gegenüber förmlich an, wie seine Gedanken schon zum nächsten Bewerber wandern. Die Menschen meinen dies nicht böse, die meisten zumindest. Hoffentlich. Sie sind einfach unwissend und haben Ängste. Zu lange schon dümpelt die Nervenkrankheit Epilepsie in einer dunklen Ecke im Keller des Krankheitskabinetts vor sich hin und die Öffentlichkeit bekommt kaum eine Chance, sich dem offenen Umgang mit ihr zu stellen und so die vorherrschenden Vorurteile und Stigmata abzubauen.

Eine Studie zu Epilepsie, die ich dämlicherweise einmal gelesen habe, ergab, dass elf Prozent aller Befragten Epilepsie für eine Geisteskrankheit halten. Jeder Fünfte hält Epileptiker für »schwer von Begriff« und die Vorstellung, dass ihre Kinder einen Menschen mit Epilepsie heiraten, widerstrebt einem ebenso großen Teil der Befragten. Dass diese zwanzig Prozent darüber hinaus selbst keinen Epileptiker als Partner möchten, versteht sich von selbst. Die Zahlen haben sich in mein Gehirn eingebrannt. Lena wird geradewegs wütend, wenn ich diese Studie auch nur ansatzweise erwähne, und schärft mir stets ein, dass ich auf so etwas gar nichts geben soll. Das ist jedoch leicht gesagt und schwieriger umgesetzt. Ich kann manchmal einfach nicht aufhören, darüber zu grübeln, dass jeder zweite der Befragten zugab, bewusst den Umgang mit Epileptikern zu scheuen. Ich spüre dies immer wieder und habe deshalb eine gewisse Scheu und großes Misstrauen gegenüber fremden Menschen. Zu spüren bekomme ich das zum Beispiel bei erwähnten Bewerbungsgesprächen. Ein Arbeitgeber ist selbst nur eine Privatperson im Anzug oder Chefsessel, dessen Meinung sich weitestgehend mit derjenigen der breiten Öffentlichkeit deckt. Dass Vorurteile gegenüber der Einstellung einer Epileptikerin wie mir bestehen, lässt sich also nur dadurch abbauen, indem die Krankheit für alle Menschen aus ihrem dunklen Kellerverschlag gezerrt wird und Vorurteile und Ängste schwinden können.

Inzwischen sind wir zu Hause angekommen und Lena hat mich gekonnt in den zweiten Stock gehievt. »In Zukunft lebst du nur noch im Erdgeschoss, das habe ich dir schon gesagt, als du hier eingezogen bist. Oder du suchst dir endlich einen Mann, der dich hier hochschleppt. Ach, da war ja noch was«, ein Schmunzeln erhellt ihre erschöpfte Miene, »ich hole kurz Maja von deinem Nachbarn.«

Kurz darauf höre ich zwei balzende Stimmen im Hausflur und frage mich, warum vor allem Frauen immer anfangen müssen, so albern zu sprechen, kaum dass sie einen adretten Jüngling im paarungstauglichen Alter antreffen. Ich sehe vor mir, wie Lena ihre langen dunklen Locken gekonnt zurückwirft und ihr schönstes Lachen hervorzaubert, während sie Tobi ihre Nummer zusteckt – natürlich für den Fall, dass mal etwas mit mir sein sollte. Jeder sollte eine behinderte Freundin haben, denke ich mir, damit lernt man sogar heiße Typen kennen. Ein vertrautes näherkommendes Trippeltrappel lässt mein Herz höher schlagen. Und ehe ich mich versehe, hat Maja den schmalen Flur durchquert und springt in meinem Zimmer, das Küche, Esszimmer, Wohnraum und Schlafzimmer zugleich ist, über den Sessel auf mein Bett, das sich in einer gemütlichen Nische befindet, um schwanzwedelnd und quiekend auf meinem Bauch herumzuhopsen. Wie gut, dass die kleine Mischlingshündin nur vier Kilogramm wiegt, denke ich mir, und drücke das kleine braune Bündel purer Lebensfreude an mich. Zu Hause.

»Scheu dich nicht, mich anzurufen«, zirpt es durchs Treppenhaus, ehe Lena mit stolzgeschwellter Brust zurück in meine Wohnung tanzt. »Ich wette, er ruft mich an. Und keine Sorge, dafür musst du nicht erst einen Anfall bekommen. Wie gut, dass ich mich heute früh doch für die dekolletierte Bluse entschieden habe. Eigentlich war ich nach der Nacht mit Jan ziemlich gesättigt, aber ich scheine meine Begegnung mit deinem Nachbarn vorausgeahnt zu haben. Wenn du noch einmal so einen Kerl vor mir versteckst, gibt es übrigens mächtig Ärger, Sarah. Kennst du den gut?«

Ich erzähle aufgrund meiner Erschöpfung kurz, dass ich mit Tobi manchmal ein Glas Wein trinke, wenn es sich ergibt, und er ein feiner Kerl ist, der nach Anfällen manchmal Maja ausführt und mir Spezi besorgt. Während Lena sich daraufhin in eine Art Pro-und-Kontra-Monolog über ihren Exfreund und meinen Nachbarn verstrickt und beiläufig über ihre neue stutenbissige Kollegin aufregt, tigert sie routiniert durch meine kleine Wohnung. Zunächst holt sie zwei Stoffhosen aus meinem Kleiderschrank und ein gemütliches T-Shirt, das ich meinem letzten Freund beim Auszug aus der gemeinsamen Wohnung stibitzt habe. Ehe Lena mir beim Anziehen hilft, kommt sie mit einer Nierenschale und einem Einmal-Waschlappen – ich bin mittlerweile professionell ausgestattet – aus dem Bad und ich wasche mich, so gut es geht. Als Erwachsener regelmäßig einzunässen, das ist wirklich eine Erfahrung, die ich niemandem wünsche. Es gibt Dinge, die Anfälle mit sich bringen, an die ich mich gewöhnt habe. Doch das Gefühl, nach einem Anfall im nassen Bett aufzuwachen oder mehrere Stunden im eigenen Urin zu schlafen, ist ein ums andere Mal so unangenehm wie nach dem allerersten Grand-Mal-Anfall vor zehn Jahren.

Obgleich das Gros der Bevölkerung Epilepsie mit den großen Anfällen suggeriert, den zappelnden und zuckenden, mit Schaum vorm Mund und verzerrtem Gesicht, gibt es zahlreiche unterschiedliche Formen und nicht nur die eine Epilepsie. Manche Epilepsien äußern sich nur durch kurze Bewusstseinsverluste. Mit diesen fing auch meine Epilepsie an. Und wenn ich keine Antiepileptika – wie die Tabletten gegen die Anfälle genannt werden – nehme oder sie nicht richtig wirken, trete ich gelegentlich einfach kurz weg. Grundsätzlich wird zwischen fokalen und generalisierten Epilepsien unterschieden. Bei einer fokalen Epilepsie ist im Gehirn ein bestimmter Herd auszumachen, in dem die Anfälle sich abspielen, manche auch ohne Bewusstseinsverlust. Bei den großen, generalisierten – meinen – finden die

Anfälle hingegen im gesamten Hirn statt. Im Laufe des Wachstums meines Gehirns hat sich über meinem linken Ohr eine Fehlbildung entwickelt, von der die Anfälle ausgehen.

»Jetzt ist es zunächst einmal Zeit für einen Myskväll«, ruft Lena, die inzwischen die zweite Stoffhose trägt, die sie meinem Schrank entnommen hat, und sich zu mir ins Bett kuschelt. »Myskväll« ist schwedisch und bedeutet Müßigabend: Das sind Abende, an denen man sich zu Hause ins Bett oder aufs Sofa kuschelt und nur bei akuter Lebensgefahr das Haus verlässt. Eine moderne schwedische Tradition besteht in der »fredagsmys«, zu Deutsch Freitagsmuße. Während an Samstagabenden gern ausgegangen wird und Bars und Tanzclubs einen regen Zulauf haben, wird am Freitag das Wochenende bevorzugt mit einem Müßigabend eingeläutet. Für diesen ist ein gemütliches Outfit selbstredend verpflichtend. Im Optimalfall wird Essen bestellt, notfalls fußläufig geholt. Nach Anfällen schreien mein Körper und meine Seele nach Ruhe. Abgesehen davon, dass ich mich aufgrund der Muskelschmerzen infolge der starken Krämpfe noch die nächsten Tage schwertun werde, Bett und Haus zu verlassen, sind die Anfälle für den Kopf eine Belastung und die innere Ruhe muss ebenfalls wiederhergestellt werden. Müßigabende sind also Balsam für Post-Anfalls-Tage.

Abgesehen von meiner großen Schwester Mathilda sind Lena und mein guter Freund Jakob die Einzigen, deren Nähe mir nach Anfällen nicht unangenehm ist. Die körperliche wie sprachliche Versehrtheit und die Hilfsbedürftigkeit beim Aufrichten, bei Toilettengängen und beim Essen ist das Intimste, was ich von mir preisgeben kann und natürlich trage ich in mir die stete Befürchtung, dass ich in der Wahrnehmung anderer Menschen dann zukünftig nicht mehr so wie vorher, sondern vielleicht schwächer oder kränker, ja, sogar wertloser bin, so erschreckend das klingen mag.

Während ich, in einen Kissenberg versunken, mit beiden Händen meine Paulaner Spezi, die Beste der Welt, umklammere und das klebrig-süße Glück in mich aufsauge, schaltet Lena den Fernseher an. Bei einer Musik-Castingshow bleibt sie hängen und schaut mich fragend an. »Perfekt. Urlaub fürs Gehirn«, sage ich nickend und schon weniger holprig als noch im Krankenhaus. Lena kann nicht anders, als mich wegen dieser trockenen Bemerkung auszulachen: »In erster Linie findest du den Finnenhappen Samu Haber heiß, die Sendung ist dir vollkommen gleich!« Ich grinse geheimnisvoll und als wüsste ich nicht, wovon sie spricht. Dass an diesem Abend mein geliebter FC Bayern das Viertelfinalhinspiel der Champions League in Manchester bestreitet, ist aus meiner Erinnerung verschwunden. »Du bist das tapferste Mädchen der Welt, ich bin so froh, dass nichts weiter passiert ist.« Lena nimmt meine Hand. »Danke, dass du da bist«, murmele ich und schon schlafe ich wieder ein, höre aber noch im Dämmerzustand, wie meine beste Freundin »Immer, das weißt du doch. Wir beide« sagt.

2. Kapitel

Ich weiß nicht, wie lange ich geschlafen habe, verschwommen geistern die Ereignisse des Vortages wie ein Schattenspiel durch meinen Kopf. Grobe Umrisse ziehen an mir vorbei, es fällt mir schwer, sie als klare Momente zu fassen, während frühlingshafte Sonnenstrahlen, die durch meine weißen Vorhänge dringen, meine Nase kitzeln. Der sprunghafte April scheint uns heute wohlgesonnen zu sein.

Mein Erwachen bleibt nicht unbemerkt. Noch ehe ich die Augen das erste Mal öffne, springt Maja freudig herbei und gibt mir einen innigen Nasenschleck. »Ach Maja«, sage ich leise, »ist ja alles gut. Guten Morgen.« Während ich mich langsam sammle und alle Gliedmaßen testweise leicht bewege, um zu schauen, ob nicht nur alles dran ist, sondern darüber hinaus funktionstüchtig, rechne ich aus, dass jetzt Mittwoch ist. Eigentlich müsste ich heute ins Münchner Übersetzerzentrum in der Innenstadt trudeln und nach neuen Aufträgen schauen. »Im Büro anrufen«, setze ich auf meine innere To-do-Liste. Lena ist bereits verschwunden, doch neben mir finde ich einen Zettel mit ihrer vertrauten kunstvollen Handschrift:

»Guten Morgen, Sötnos. Ich wollte dich nicht wecken. Ich hoffe, du hast gut geschlafen. War um acht mit Maja draußen. Wenn du etwas brauchst, melde dich, ansonsten komme ich nach der Arbeit vorbei. Kramar«

»Sötnos«, übersetzt Süßnase, so nennt sie mich liebevoll. Und »kramar«, das sind Umarmungen. Wäre dies eine SMS an einem normalen Tag, würde ich scherzhaft die Augen verdrehen, weil ich Spitznamen furchtbar kitschig und schnörkelig finde, doch an Tagen wie diesen lächle ich gerührt in mich hinein. Was würde ich bloß ohne Lena machen? Und während ich nach meinem Wecker schaue, um festzustellen, dass es kurz vor zwölf ist und ich mit Sicherheit an die 16 Stunden geschlafen haben muss, bemerke ich das von Lena sorgsam befüllte Tablett auf meinem Nachtschränkchen, auf dem sich eine Schale mit Obst, Wasser, Magnesiumtabletten und eine Thermoskanne befinden. Ich denke, wie schön das Leben sein kann – vor allem an Tagen und unter Umständen, an denen man am wenigsten damit rechnet. Ich werfe eine Magnesiumtablette ins Wasserglas und während sie sprudelnd gen Boden sinkt, schenke ich mir Kaffee ein. Wer auch immer einst beschlossen hat, dass es doch eine großartige Idee sei, die Früchte von Kaffeesträuchern zu ernten und ihre Bohnen zu rösten, um sie schließlich zu mahlen und zu kochen: meine ewige Lobpreisung sei ihm gewiss. Bereits der erste Duft, der mir beim Öffnen der Thermoskanne entgegenströmt, löst unbeschreibliche Glücksgefühle in mir aus und nach den ersten tiefen Schlucken fließt ein Wohlbehagen durch meinen Körper, das mir das Gefühl vermittelt, für den Tag gewappnet zu sein.

Ich greife nach meinem Telefon und wähle die Nummer meines Hausarztes. Es ist mittlerweile nach zwölf und der Anrufbeantworter spult brav sein Programm ab. Von den Praxiszeiten bis hin zur Nummer des Notdienstes. Ich lege auf und evaluiere kurz meine Situation. Am Ende ringe ich mich durch und rufe Doktor Hagen auf seinem privaten Handy an. Er hat mir die Nummer für Notfälle gegeben. Ich zögere jedes Mal wieder aufs Neue, sie zu nutzen. Ist ein Anfall ein Notfall? Ich brauche Hilfe, ja, und es wäre gut, wenn ein Arzt nach mir sieht. Aber ebenso ist ein Anfall Teil meines Alltags, meiner Normalität.

Doktor Hagen meldet sich und kaum habe ich meinen Namen gesagt, eliminiert er in Windeseile meine Hemmungen: »Frau Bischof, hatten Sie einen Anfall?« Ich erläutere ihm kurz die Geschehnisse des Vortages. »Sind Sie zu Hause? Ich bin in einer halben Stunde bei Ihnen.« Doktor Hagen bietet offiziell keine Hausbesuche an. Und dennoch hat er mich noch an keinem Anfallsmorgen im Stich gelassen. Er gehört zu der besonderen Spezies von Ärzten, die ihren Beruf ausüben, um zu helfen; die ein Vertrauensverhältnis aufbauen und über ihre abrechenbaren Leistungen hinaus tätig sind. Er weiß, dass ich in einem gewissen Maße, vor allem nach Anfällen, auf Hilfe angewiesen bin, nicht in der Lage, mich allein zu versorgen oder in seine Praxis zu kommen. Ebenso weiß und schätzt er, dass ich mich nichtsdestotrotz für ein unabhängiges, selbstständiges Leben entschieden habe.

Für diese Entscheidung musste ich harte Kritik einstecken und mich immer wieder rechtfertigen. Als ich 2004 mein Abitur absolvierte, kribbelte es in mir vom Daumen bis in den kleinen Zeh. Ich fühlte mich wie ein Fallschirmspringer kurz vor dem ganz großen Sprung. Die Welt stand mir offen und ich fühlte mich unbesiegbar. Ich könnte die Welt umreisen oder eine beeindruckende Karriere hinlegen. Und auf jeden Fall wollte ich wegziehen. Stockholm, Kopenhagen, Berlin, München, meine Möglichkeiten schienen endlos, alles, was ich tun musste, war, mich zu entscheiden. Meine Lieblingsschriftstellerin Fanny zu Reventlow prägte meine Maxime: Alles möchte ich immer.

Doch noch bevor ich die Konturen meines Lebens klarer zeichnen konnte, fiel ich zum ersten Mal um. Zunächst verlor ich mehrere Male unangekündigt das Bewusstsein, tageszeitunabhängig, grundlos; Absencen, wie ich später erfahren sollte. Da ich ein storchenähnliches Gewächs bin, wurden Herz-Kreislauf-Probleme vermutet, doch der erste Grand-Mal-Krampfanfall ließ nicht lange auf sich warten. Nachdem ich in zwei Kliniken von Kopf bis Fuß untersucht worden war und beide Male die Ärzte zum gleichen Ergebnis kamen, folgte die große Ernüchterung. Endstation Epilepsie?

Einen Tag vor Weihnachten wurde ich mit einem Berg an Aufklärungen, Auflagen, Medikamenten und deprimierenden Zukunftsaussichten entlassen. Und doch wusste ich mit der Diagnose nicht viel anzufangen. Gehört hatte ich davon, aber so wirklich wusste ich nichts darüber. Das konnte doch nicht einfach so kommen, dachte ich mir. Ich war doch kerngesund, körperlich und geistig topfit. Zwanzig Jahre alt. Epilepsie, da war ich mir sicher, das haben andere, das haben vor allem nicht »normale« jugendliche Menschen wie ich. Vorurteile hallten durch meinen Kopf. Nun gut, dachte ich mir, dann hatte ich halt zwei Anfälle. Nun nehme ich die Medizin und dann passiert das nie wieder. Muss ja auch keiner wissen. Ich wollte die Unruhen so schnell wie möglich abhaken, hinter mir lassen, zu meinem Alltag und meinen Vorhaben zurückkehren. Und vor allem wollte ich eins: mein ganz »normales« zwanzigjähriges Leben wiederhaben, das gerade noch da gewesen war und dessen Zahnrädchen doch eben noch alle so problemlos ineinandergegriffen hatten.

Das ist jetzt zehn Jahre her. Um genau zu sein: zehn Jahre, neun verschiedene Antiepileptika, 24 Klinikaufenthalte in acht Kliniken, sieben ambulante Neurologen, zahllose Anfälle, Nebenwirkungen und EEGs. Ein EEG ist eine Gehirnstrommessung. Mit einer Plastikhaube werden viele kleine Elektroden auf der gesamten Kopfoberfläche angebracht, welche die Gehirnaktivität aufzeichnen. Ein EEG tut nicht weh. Bei Epileptikern wird auch nach der Diagnose mit dem regelmäßigen Schreiben von EEGs geschaut, ob aktuelle Auffälligkeiten vorhanden sind, ob beispielsweise trotz der Medikation Unruhen bestehen. Auch bestimmte Herde können so lokalisiert werden.

Abgesehen von all diesen anfangs furchtbar komplex scheinenden medizinischen Aspekten waren es ferner zehn Jahre mit zahllosen Vorurteilen und unangenehmen Momenten voller Ablehnung und Scham. Und deswegen darf es heute jeder wissen. Soll es jeder wissen. Je mehr darüber gesprochen wird, desto besser. Die Welt soll davon erfahren. Von Epilepsie. Von Epileptikern. Von Anfällen. Und von unserem am Ende doch ganz wunderbaren und meist furchtbar normalen Leben damit. Schließlich waren es dennoch zehn Jahre voller Lebensfreude, Seifenblasen, Einhörnern im Kopf und Luftballons. Und das zwanzigjährige, ängstliche und verlorene Mädchen, das sich für ihre Anfälle schämte und zu Hause verkroch, von vielen Mitmenschen und vor allem einstigen Weggefährten isoliert und ausgegrenzt wurde, wuchs zu einer jungen und stolzen Frau heran, die ihren Magister in Literaturwissenschaften, Skandinavistik und Anglistik absolviert hat und ein beinahe ganz normales Leben führt, durch dieses Leben selten geht, sondern lieber tanzt und bereit ist, sich mit der Unterstützung ihrer Verbündeten allen Hürden zu stellen.

Natürlich gibt es auch diese grauen Tage und Tage wie heute, Post-Anfalls-Tage, so schwarz wie ein Panther; und manchmal überkommen mich Zukunftsängste, die mir beinahe die Luft zum Atmen nehmen. Doch die Diagnose Epilepsie war mitnichten meine Endstation. Sie ist vielmehr eine Weiche gewesen, die den Streckenverlauf meines Lebens änderte. Die Strecke, der mein Leben nun folgt, ist sicherlich wesentlich kurviger. Dennoch ist die Fahrt voller Erlebnisse, die ich nicht missen möchte, und ich empfinde Dankbarkeit für dieses eine zauberschöne Leben, wie ich sie sonst womöglich nie in diesem Maße empfunden hätte. Und so oft es geht, erzähle ich davon. Für all die stummen Epileptiker, die Angst vor Ablehnung und Ausgrenzung haben, aber auch all diejenigen Menschen, in deren Köpfen die Stimmen der Vorurteile noch allzu laut schreien.

Es dauerte fünf Jahre, ehe ich all meinen Mut zusammennahm. Doch dann war es so weit, ich verließ die beruhigende und schützende Nähe meines Elternhauses und ging nach München, um an der Ludwig-Maximilians-Universität mein Literaturstudium zu vollenden.

Für meine Freunde ist es sicher nicht einfach, mir trotz der Epilepsie uneingeschränkt ehrlich zu begegnen. Doch es ist wichtig, dass sie mich ebenso kritisieren wie unterstützen. Gleichzeitig dürfen kranke oder behinderte Menschen niemals entmündigt werden. Entscheidungen, die letztlich ausnahmslos uns betreffen, müssen uns selbst überlassen werden.

Leider können an ebendieser Selbstbestimmung ganze Freundschaften scheitern. Kurz bevor ich meine Heimat verließ, stürzte ich im Treppenhaus meiner Wohnung und verbrachte mehrere Wochen im Krankenhaus. Für einige Freundinnen war das ein gefundenes Fressen. Bereits zuvor prasselte ihr lauter und bedrohlicher Redeschwall auf mich ein, dass es lebensmüde von mir sei, in eine Stadt zu gehen, in der ich vielleicht diese eine Freundin, Lena, habe, aber sonst niemanden. Keine Verwandtschaft, keinen Hausarzt, keinen Neurologen, der meine Geschichte kenne. Ob mir klar sei, was ich meiner Familie und meinen Freunden damit antue, in welchen Dauerzustand aus Angst und Sorge ich sie versetze. Ich sagte immer nur, das sei mein Traum. München. Leben. Allein. Das *ist* mein Traum. Eigene Spuren an einem selbst gewählten Ort zu hinterlassen. Und ich schaffe das. Ich habe ein Recht dazu, so wie jeder andere Mensch es hat. Und sie wiederholten immer wieder diesen einen Satz, der mir bis heute einen kalten Schauer den Rücken hinunterjagt, bei dem sich alle Härchen vor Angst und vor allem vor Grausen gegenüber diesen ehemaligen Weggefährtinnen aufstellen: »Du kannst aber nicht träumen wie andere. Finde dich damit ab.«

Meine Familie stieg in diesen Chor glücklicherweise nie ein. Meine gesamte Großfamilie hat immer an mich und meine Träume geglaubt. Sie haben mir das wärmste Nest gegeben, aber ebenso Flügel. Als ich beschloss, allein nach München zu gehen, habe ich ihnen gewiss so einige Sorgen und schlaflose Nächte bereitet. Doch sie haben mich unterstützt und jede meiner Entscheidungen mitgetragen. Wenn ich strauchle, nehmen sie mich immer wieder in ihrem Nest auf, achten aber ebenso darauf, dass ich nicht zu lange verweile.

Es klingelt. Ich krabbele zur Bettkante und werfe meine Beine hinaus. Dann richte ich mich auf und halte kurz inne, ehe ich mit beiden Händen nach der Fensterbank gegenüber greife und mich mit aller Kraft an ihr hochziehe. Durchatmen. Stehen. In meinen Muskeln sticht und beißt es. Die Hände fühlen sich starr an und die Beine kann ich kaum durchstrecken. Ich hangle mich an der Wand entlang. Fuß vor Fuß. Schritt für Schritt. Ich habe gelernt, nicht zu eilen. Doktor Hagen weiß um meine Situation. Wenn ich mich beeile, laufe ich Gefahr zu stürzen. Und sollte ich stürzen und wie ein Käfer auf dem Rücken liegend mühsam versuchen, einen Halt zu finden, an dem ich mich hochziehen kann, kann Doktor Hagen draußen noch einen Pulli stricken, ehe ich ihm die Tür öffne.

Hand für Hand ziehe ich mich die Wand entlang durch meinen kleinen Flur bis hin zur Haustür. Ein Hoch auf die Münchner Mietpreise, die einen zu bescheidenem Wohnraum nötigen. Ein 27-Quadratmeter-Appartement lässt sich doch leichter durchhangeln als eine großzügige Altbauwohnung mit weiten Wegen. Angekommen, betätige ich den Türsummer. Maja bellt. »Still, Maja«, sage ich viel zu liebevoll, »das ist doch bloß Doktor Hagen, den kennst du doch.« Vergebene Müh', das weiß ich genau, ich muss erst noch die strenge

Erzieherin in mir entdecken, ehe Maja beim Türklingeln nicht mehr anschlägt.

»Sie stehen ja schon beinahe aufrecht, das finde ich klasse«, begrüßt mich Doktor Hagen aufmunternd. »Hallo Maja, ja hallo, du Süße, habe ich dich gar nicht sofort begrüßt, na, das geht natürlich nicht. Hast du fein über deine Mama gewacht?« Maja springt schwanzwedelnd um meinen Hausarzt herum und gibt quiekende Laute von sich, wie sie es bei allen Besuchern zu tun pflegt, die uns schon länger begleiten. Doktor Hagen führt mich zum Bett zurück und untersucht mich.

»In der linken Seite kribbelt es wieder so«, merke ich leise an, »sicher ist das nicht weiter von Bedeutung ...«

Doktor Hagen fährt mit einem Holzstab über meine Fußsohlen: »Fühlt sich das auf beiden Seiten gleich an?«

»Links ist es etwas stumpfer.«

»Hat sich da grundlegend etwas geändert an der Gefühlsempfindung?«

Ich verneine.

»Dann warten Sie einfach die nächsten Tage ab. Wissen Sie, wie Sie gefallen sind?«

Ich weiß leider gar nichts über den Anfall. Nur dass er in Hausnähe geschehen sein muss und der Hund bei meinem Nachbarn abgegeben wurde.

»Hatten Sie noch Folgeanfälle?«

Dies kann ich glücklicherweise verneinen. In der Regel habe ich meine Anfälle in einer Art Intervall. Ich habe acht bis zwölf Wochen Ruhe und dann kommt ein Anfall, in neunzig Prozent der Fälle im Schlaf. In derselben Nacht oder der darauffolgenden ereignen sich zumeist noch ein bis zwei Anfälle, ehe wieder für mehrere Wochen Ruhe einkehrt.

»Dann nehmen Sie heute und morgen jeweils eine Tavor, sodass wir weitere Anfälle vermeiden können und Sie sich in Ruhe regenerieren. Haben Sie noch welche da?«

Ich nicke. Tavor ist ein sogenanntes Benzodiazepin. Bei Epileptikern kann es Anfälle unterbrechen und sogar vorbeugend wirken. Bei Patienten wie mir, die zu Anfallsserien neigen, wird es als Notfallmedikament verwendet, um Folgeanfälle zu vermeiden.

»Gut. Die Empfindungsstörungen würde ich einmal abwarten. Wurde Ihnen im Krankenhaus die Wäsche gewechselt?«

Ich nicke erneut.

»Dann nehmen Sie trotzdem die nächsten Tage je zwei Cranberrykapseln statt einer, um einer Blasenentzündung präventiv entgegenzuwirken. Und ansonsten helfen wie immer Magnesium und viel Schlaf. Kommen Sie Montag wie gewohnt zu mir zur wöchentlichen Kontrolle und bei Ihrer Neurologin sollten Sie zusätzlich einen Termin ausmachen. Ich nehme dann noch schnell Blut ab und schaue, ob es dort Auffälligkeiten gibt.«

Nachdem dies erledigt ist, erweist er sich als hilfsbereit wie immer und lässt Maja in den Innenhof, sodass es ausreicht, wenn Lena nach Feierabend eine größere Runde mit ihr geht.

Ich bin wieder allein. Jede Bewegung bedeutet einen immensen Kraftakt für mich. Und dennoch rufe ich mir immer wieder ins Bewusstsein, dass ich es mir so ausgesucht habe. Ich will die Selbstständigkeit, die Unabhängigkeit, die jeder anderen jungen Frau zusteht und so auch mir. Ich bereue diese Entscheidung nicht, nie. Aber manchmal frage ich mich, ob das Selbstbewusstsein und die Lebensqualität, die ich dadurch habe, all die körperliche und seelische Kraft wert sind, die ich dafür investieren muss. Sie sind es. Die Anfälle hätte ich so oder so und die innere Stärke, die ich dadurch gewinne, dass ich selbst über mein Leben bestimme und meinen Alltag gestalte, bedeutet höchste Lebensqualität.

Dies geht mir durch den Kopf, während ich mich zur Toilette schleppe. Im Flur verlässt mich die Kraft und ich sinke auf den Boden, wo ich eine Weile verharre, ehe ich schließlich mein Ziel erreiche. Zurück im Bett schaue ich in meinen Kalender. Meinen üblichen Mittwochnachmittagsbesuch im Büro sage ich per SMS ab. Mein Chef antwortet, dass er mir eine gute Besserung wünsche. Sie hätten einen Auftrag, es ginge um Fernbedienungen elektrischer Jalousien, allerdings müsse der bis Montag fertig sein, ob ich das schaffe. Ich frage, wie viele Seiten der schwedische Text umfasse. Inklusive Garantie-Erklärung und Ähnlichem 14 Seiten. Ich sage zu, ich brauche das Geld und für das Wochenende kann ich aufgrund des Anfalls eh keine anderen Pläne schmieden. Ich sage sämtliche Verabredungen der nächsten Tage ab. Stattdessen mache ich bei meiner Neurologin einen Termin für Montag aus. Und auch meine Physiotherapeutin rufe ich an und sie gibt mir einen kurzfristigen Termin am morgigen Tag.

Ich gehe regelmäßig zu ihr, da ich aufgrund vergangener Anfälle und der damit verbundenen Stürze einige Probleme habe, die regelmäßiger Therapie bedürfen. Nach Anfällen führt sie zudem Muskelentspannungsübungen mit mir durch und massiert Körperstellen, die von den Krämpfen verhärtet sind. Hierfür opfert sie sogar gern einmal ihre Mittagspause, sodass es nach Anfällen schnellstmöglich bergauf geht.

In den fünf Jahren, die ich nun in München lebe, ist es mir gelungen, mir ein umfassendes Ärztenetzwerk aufzubauen, das lebenswichtig für mich ist. Ich habe große Ängste, hier keinen Job zu finden und noch einmal in eine ganz neue Stadt ziehen zu müssen. Die einzige Alternative wäre mein Zuhause, Malmö. Überall sonst müsste ich ganz von vorn beginnen. Neue Ärzte, neue Notfallkontakte, Menschen, die auf mich achten, mich im Alltag unterstützen. Nicht überall gibt es einen Hausnotruf. Ich fühle mich einem so großen und komplexen Neuanfang nicht gewachsen, zumal er neben einem Vollzeitjob erfolgen müsste. Neben meiner Neurologin, bei der ich regelmäßig vorstellig werde, gehe ich jeden Montag zu meinem Hausarzt, der mein Blut untersucht und Akupunktur durchführt. Es ist wichtig, im Blut den Medikamentenspiegel zu überprüfen, um zu schauen, ob die richtige Dosis vorhanden ist. Eine zu geringe Dosis bedeutet eine höhere Anfallsgefahr und eine zu hohe Dosis kann stärkere Nebenwirkungen nach sich ziehen. Darüber hinaus werden die normalen Blutwerte überprüft. Mein aktuelles Hauptmedikament heißt Keppra. Nicht besonders wohlklingend. Und sein Wirkstoff hat den grauenvollen Namen Leviteracetam. Mein zweites Medikament heißt Zebinix. Ich mag es um einiges lieber, schließlich klingt es, als ob Obelix es Idefix gegen Anfälle verabreiche. Der ulkige Name ändert allerdings nichts daran, dass es schon einmal meine Nieren angegriffen hat. Meine linke Niere hat davon einen leichten dauerhaften Schaden bekommen und so muss ich regelmäßig zum Nierenspezialisten und täglich Medikamente für meine Niere nehmen. Nun gut, und ich sollte weniger Kaffee trinken. Ich versuche, daran zu arbeiten.

Die regelmäßige Einnahme von derart starken Medikamenten sorgt dafür, dass dem Körper einige Mineralstoffe oder Vitamine fehlen. Und so muss ich aktuell täglich 17 Tabletten nehmen, von denen nur acht gegen die Anfälle sind. Hinzu kommen die Tabletten für die Niere und ein leichtes Antidepressivum. Das restliche bunte Sammelsurium an Pillen und Kapseln beinhaltet zum Beispiel Folsäure oder die Cranberrykapseln für die Blase.

Leichte depressive Verstimmungen habe ich schon seit Jahren. Es ist für die Neurologen schwer zu sagen, ob es sich hierbei um eine Nebenwirkung der Medikamente handelt oder ob sie Teil meiner Epilepsie sind. Besonders morgens fällt mir der Start in den Tag sehr schwer. Aufgrund der Medikamente fühle ich mich trotz ausreichend Schlaf nicht zwingend ausgeruht beim Aufwachen. Oft habe ich das Gefühl, dass mein Kopf unendlich schwer und müde ist, und anstatt munter in den Tag zu starten, fühle ich mich schon vom Gedanken an das Aufstehen überfordert. Vor allem mein letzter Freund Matthias hatte damit zu kämpfen. Es gab Tage, da wollte ich partout nicht aufstehen. Schon die Vorstellung, duschen zu müssen, trieb mir die Tränen in die Augen. Doch am schlimmsten wog die Unausweichlichkeit. Es gab absolut nichts, das meinen Zustand verändern, geschweige denn verbessern konnte. Matthias ist regelrecht verzweifelt. Er fragte mich dann, ob ich dies oder jenes tun wolle: etwas essen, in den Zoo gehen, einen Wes-Anderson-Film oder *Die Reise der Pinguine* schauen. Doch ich fühlte mich keinem Vorschlag gewachsen, stattdessen setzten mich selbst die wohlmeinendsten Offerten zusätzlich unter Druck, da sie mir das Gefühl vermittelten, nicht genügen zu können. Ich fühlte mich unfähig, unnütz und unendlich traurig. Für unsere Beziehung stellte dies eine große Belastung dar. Obgleich wir eine gemeinsame Wohnung in München hatten, arbeitete Matthias in Berlin und war nur am Wochenende zu Hause. Bei seiner Rückkehr wusste er nie, in welchem Zustand er mich antreffen werde.

Um diesen Gefühlen und Phasen entgegenzuwirken, die wellenartig in meinen Alltag schwappten und immer schlimmer wurden, bekomme ich ein Antidepressivum, das eine leicht aufputschende Wirkung hat, sodass ich morgens die Energie verspüre, die ich nach acht Stunden Schlaf, auf die ich strikt achte, haben sollte. Begleitend dazu bin ich regelmäßig bei einer Psychotherapeutin. Sie hilft mir dabei, mich selbst zu verstehen, mich im rechten Maße auch in schlechten Momenten zu akzeptieren, doch ebenso herauszufinden, wie ich ihnen entgegenwirken kann. Weihnachten vor zwei Jahren suchte ich kurz vor Matthias' und meiner Abreise im Haus meiner Eltern verzweifelt nach einem Spielzeug von Maja. Der einzig heilige Stoffgefährte von Maja ist ihr »Tigger«. Ich fand ihn nicht. Prinzipiell ist das kein Drama. Dennoch habe ich mich wie in einem Strudel immer mehr in die verzweifelte Suche hineingesteigert, war wütend, habe geweint. Ich sehe noch die hilflosen Augen meiner Eltern, die nicht verstanden, ja, nicht verstehen konnten, wie mir zumute war: dass kleine Unregelmäßigkeiten in meinem sorgfältig strukturierten Alltag mich völlig aus der Bahn werfen können, dass sie Auslöser sind, aber nicht das eigentliche Problem.

Noch in Malmö habe ich meine erste Therapie gemacht. Nach meinem Umzug nach München dauerte es einige Zeit, bis ich wieder eine passende Therapeutin gefunden hatte. Es ist ein langer Prozess, Erstgespräche bei Therapeuten zu bekommen, und ein noch längerer, bis jemand gefunden wird, der zu einem passt. Für mich sind die regelmäßigen Gespräche sehr wichtig. Die Epilepsie und die Umstände, die sie mit sich bringt, wirken sich fast unmerklich auf viele Bereiche und Teilbereiche meines Lebens aus. Daher muss ich vieles erst an die Oberfläche holen, damit ich meine Probleme fokussieren und so an meiner psychischen Stärke arbeiten kann. Das wiederum wirkt sich positiv auf meine Anfallshäufigkeit aus. Zudem ist es einfach eine unglaubliche Bereicherung, eine unbeteiligte Person zu haben, der man sich vollständig öffnen kann. Das Gefühl, dass Menschen, die ich liebe – meine Familie und Freunde –, unentwegt in Sorge um mich sind, ist bedrückend und aus der Liebe zu ihnen wächst das Bedürfnis, ihnen sämtliche Ängste zu nehmen. Und so versichere ich ihnen, dass es mir gut gehe und ich mit allem zurechtkomme – selbst dann, wenn meine Seele nach Hilfe schreit und ich nicht weiß, wie ich die aktuelle Situation meistern soll. An dieser Stelle kann mich inzwischen meine Therapeutin auffangen.

Inzwischen ist es Abend und ich liege mit Maja im Arm im Bett. Meine Blicke schweifen aus dem Fenster hinaus in unseren großen, grünen Innenhof. Der Wind spielt mit den Zweigen der Bäume und Sträucher und erzeugt gemeinsam mit dem Lachen spielender Kinder eine ganz eigene Musik, die er Tag für Tag in meine Wohnung trägt. Im Vorderhaus fällt das schwere Tor ins Schloss und spätestens, als ich das Tippeln ihrer Absätze im Treppenhaus vernehme, weiß ich, dass Lena angerauscht kommt. Zeitgleich guckt unter der Decke eine kleine schwarze Ledernase hervor und Maja spitzt die Ohren, ehe sie freudig vom Bett springt und mit großen Sätzen zur Tür rennt, wo sie mit innigster Hundeliebe auch ihre liebste Freundin Lena begrüßt.

Kurz darauf schaut Lena um die Ecke und fragt, ob ich okay sei. Nachdem ich dies bejaht habe, greift sie nach Majas Leine und fragt, ob ich einen Essenswunsch hätte. Ich wünsche mir Burger und die beiden verschwinden in die Abenddämmerung. Als sie zurückkommen, knurrt mein Magen bereits gewaltig und ich beiße voll Glück in den Cheeseburger von einem Bio-Restaurant in meiner Nachbarschaft. Lena erzählt von ihrem Tag im Büro und ich von Doktor Hagen. An diesen Anfallstagen, ich nenne sie Panthertage, könnten unsere Welten kaum unterschiedlicher sein. Während ich im fleckigen Hemd mit ungewaschenen Haaren, ungeschminkt, mit schweren Augenringen und einer Haltung wie ein Schlachtlamm halbwegs aufrecht hocke und sicherlich noch ein, zwei Tage Regeneration vor mir habe, sitzt neben mir die wunderschöne, ausstaffierte Lena, die inmitten einer aufregenden Woche der Modebranche steckt und sich dennoch um mich sorgt, ohne mir das Gefühl zu vermitteln, Arbeit oder gar Belastung für sie zu sein. Panthertage, diesen

Namen habe ich einmal gewählt, da die Tage nach Anfällen so tiefschwarz sind wie ein Panther. Gleichzeitig steht die geheimnisvolle Raubkatze ebenso für eine ungeahnte Stärke und Würde. Und so versuche ich von jeder einzelnen Anfallsserie so stark wie möglich zurückzukommen und aus jedem Rückschlag, den ich hinnehmen muss, neue Kraft zu gewinnen. »Lass den Kopf nicht hängen, sonst fällt das Krönchen runter«, sagt mein Papa immer. Und so versuche ich auch die schwärzesten Tage nicht an meinem Stolz und meiner Würde kratzen zu lassen, was mir nicht immer gelingt.

Nach dem Essen verabschiedet sich Lena von mir und ich rufe meine Familie an. Meine Schwester Mathilda lebt mit ihrem Mann Daniel und ihren drei Kindern in der Nähe von Hamburg, wo Daniel Professor für BWL ist und meine Schwester eine kleine Kindertagesstätte betreibt. Sie ist fünf Jahre älter als ich und uns verbindet, seit ich denken kann, eine innige Schwesternliebe miteinander. Sie hat mit mir noch gespielt, als sie für Kinderspiele eigentlich schon zu alt war; wenn ich krank war, las sie mir vor; und in ihrer Jugend schlich ich mich nachts heimlich in ihr Bett, um dort zu warten, bis sie aus der Disco nach Hause kam und von ihren für mich kleinen Zwerg unvorstellbar abenteuerlichen Abenden berichtete. Dann schliefen wir nebeneinander auf neunzig Zentimetern. Jedes Paar, das sich jenseits der dreißig noch ein 1,40 Meter breites Bett teilt, weiß, wie groß unsere Liebe gewesen sein muss.

Mathilda klingt besorgt am Telefon und ist wie immer zumindest gespielt wütend, dass ich nicht sofort angerufen habe. Sie versteht, dass Anfälle zu meinem Alltag gehören und ich nicht jedes Mal eine Telefonkette starten kann, um alle davon in Kenntnis zu setzen. Je weniger Aufheben, desto besser, empfinde ich, denn so kann ich am schnellsten wieder zur Normalität zurückfinden. Dennoch verstehe ich ihre Bedenken. Die Entfernung ist für meine

Familie oft besorgniserregend genug. Wenn sie dann noch mitbekommt, dass ich schon vor einem oder mehreren Tagen einen Anfall hatte, fühlen sie sich hilflos und ausgeschlossen und haben das Gefühl, mir nicht in dem Maß die Unterstützung vermitteln zu können, wie sie es sich wünschen. Natürlich sind diese Sorgen Humbug. Ich weiß, dass sie innerlich immer an meiner Seite sind und ich sie jederzeit anrufen kann. Noch nie haben meine Schwester oder meine Eltern gesagt, dass sie keine Zeit hätten oder es derzeit unpassend sei. Und wenn es die Situation erforderte, zum Beispiel bei längeren Krankenhausaufenthalten oder schwereren Unfällen, sind sie auch die vielen Hundert oder im Falle meiner Eltern Tausend Kilometer angereist, um an meiner Seite zu sein und mir wieder aufzuhelfen.

Ich erzähle meiner Schwester von dem Arzt im Krankenhaus und der angsteinflößenden Schwester. »Er war wie so ein devoter Hobby-Triathlet, der online seine Laufstatistiken postet und sich abends asketisch ein paar Gemüsesticks mit Magerquark als Dip gönnt, und sie ein richtiges Dragonerweib, wie Oma sie nennen würde, das zu Hause ihren zierlichen, verängstigten Mann triezt«, beschreibe ich die Begegnung und Mathilda lacht herzlich. Sie weiß genau, was ich meine, und wäre sie dabei gewesen, hätte sie sich mit in mein Krankenhausbett gelegt und wir hätten mit präzisen Mutmaßungen über das Privatleben des Krankenhauspersonals ein ganzes Bild um sie herumgesponnen. Ich frage nach den Zwillingen Mattis und Henrik sowie der kleinen Emma, die gerade einmal ein Jahr alt ist und deren Patentante ich bin. Mattis und Henrik sind fünf und die liebenswertesten kleinen Lausbuben, die ich mir vorstellen kann. Bei Besuchen und Familienfeiern unterhalten sie die ganze Großfamilie. Das Herz der beiden wiederum schlägt vor allem für die kleine Maja, die mit ihren vier Kilogramm die ideale Größe hat, selbst von den beiden winzigen Männern herumgeführt zu werden.

Am Ende des Gesprächs lasse ich Grüße an alle ausrichten und vor allem dicke Tantenküsse für die Zwerge und verspreche im Gegenzug, Lena ganz fest zu drücken, wenn ich sie wiedersehe. Auch Mama seufzt im Folgetelefonat tief und drückt ihre Dankbarkeit aus, Lena in meiner Nähe zu wissen. Mich überkommt ein schlechtes Gewissen. Ich habe bei meinem Wegzug vor fünf Jahren nur an meine Wünsche gedacht und nie evaluiert, welche Sorgen dies für meine Familie mit sich bringt. Ich weiß, dass sie hinter mir stehen und gewollt haben, dass ich diesen Schritt gehe. Wenn ich strauchle und bei ihnen auf das Sofa gekuschelt darüber nachsinne, ob ich nicht doch besser näher an meiner Heimat leben sollte, schubsen sie mich sogar beinahe wieder hinaus in die Ferne und verdeutlichen mir, dass es ganz wichtig ist, dass ich auf eigenen Beinen stehe, und sie stolz auf mich sind, wie ich die Situation meistere.

Nachdem mir zu guter Letzt Papa rasch eine gute und schnelle Besserung gewünscht und scherzhaft mit auf den Weg gegeben hat, dass er mir doch verboten habe, Anfälle zu haben, putze ich mir die Zähne, betreibe flüchtige Katzenwäsche und schaue im Bett noch einmal auf mein Handy. Es teilt mir elektronisch-herzlos mit, dass ich zwei neue Nachrichten bei Facebook habe. Eine ist von Jakob, der bei mir in der Nähe ein Atelier hat. Er war in seiner Jugend ein leidenschaftlicher Graffiti-Künstler und bringt seine Ideen nun legal auf Leinwände, Holz, Blech oder welche Materialien ihm eben in die Hände fallen. Oft sammeln wir bei gemeinsamen Spaziergängen an der Isar sonderbare Flussfunde, die er weiterverarbeitet, ehe sie vollkommen verfremdet in seinen Kunstwerken zu neuem Leben erwachen. Da er davon nicht leben kann, hat er darüber hinaus Kunst und Sport studiert und unterrichtet an einer Grundschule. Kennengelernt haben wir uns bei meinem Einzug. Beim Ausladen des Umzugswagens bewunderte er im Vorbeischlendern die Anzahl meiner Bücherkartons. Nur wenige Tage später traf ich ihn zufällig im kleinen italienischen Café an der Ecke, wo ich mir seit meinem Einzug für gewöhnlich bei meiner morgendlichen Hunderunde einen Kaffee hole. Wir kamen ins Gespräch. Ich war infolge einer Trennung neu ins Viertel gezogen und auch er befand sich in künstlerisch tiefgehendem Liebeskummer. Er lud mich direkt ein, ihn doch einmal in seinem Atelier zu besuchen.

Auch wenn er stets in mit Farbklecksen versehenen, ausgetragenen Jeans und wahllos wirkenden T-Shirts, die ihre besten Zeiten noch vor diesem Jahrzehnt hatten, anzutreffen ist, kann ich die einnehmende Attraktivität, die er ausstrahlt, nicht verleugnen. So waren es keine rein freundschaftlichen Intentionen, die ich hatte, als ich einige Tage später mit schwitzenden Händen bei ihm klopfte. Obgleich wir voreinander unseren Herzschmerz ausbreiteten und dieser wie ein gemeinsames Hobby unmittelbar eine Verbindung herstellte, war die Atmosphäre durchaus neckend und zwitschernd zwischen uns. Wir zogen uns gegenseitig wegen unserer Eigenarten und Formulierungen auf und gerieten in einen Strudel, der eine sexuelle Spannung mit sich brachte. Doch wir beschlossen, dass unsere keimende Freundschaft zu wertvoll sei, um sie mit unbedachter körperlicher Nähe zu zerstören, und wir waren zu frisch getrennt, um eine ernsthafte Verbindung in Betracht zu ziehen. Und so verstrich mit der Zeit das Prickeln, doch auf die ungewöhnliche platonische Bindung zweier geschlechtsreifer Menschen, die sich erst so spät kennenlernten, bin ich stolz.

Anders als Lena, die wie eine Löwenmutter für mich einstehen würde, zwingt mich Jakob immer wieder zur Selbstreflexion. Inzwischen ist es für mich zur Gewohnheit geworden, Jakob regelmäßig in seinem Atelier zu besuchen. In seiner Nachricht ist ein Link zu einem niedlichen Tiervideo mit kleinen Faultieren.

»Ach, wie süß«, gluckse ich auf, schäme mich angesichts von Majas vorwurfsvollem Blick prompt und versichere ihr meine alleinige tierische Liebe. Ich sehe, dass Jakob noch online ist, und frage ihn, ob er am nächsten Tag im Atelier ist. Wir verabreden uns für den frühen Nachmittag. Die zweite Nachricht ist von einem Stefan, der mir unbekannt ist. »Sarah Elise. Welch schöne Frau mit schönem Namen«, schreibt er. Ich stutze und ziehe die Stirn kraus. Selbst eine Freundschaftsanfrage hat er mir direkt geschickt. »Psycho«, denke ich. Aufgrund der Ereignislosigkeit meines Tages klicke ich sein Profil dennoch an und schaue mich um. Augenblicklich erhellt sich meine Miene und mein Mund verzieht sich zu einem süffisanten Grinsen. »Heißer Psycho«, entfährt es mir und ich klicke auf »Freundschaft bestätigen«. So viel also zu den regelmäßigen Beteuerungen vor meinen Eltern, dass ich doch nun wahrlich niemals in einem dieser sozialen Netzwerke Kontakt zu einem Fremden aufnehmen würde. »Sieben gemeinsame Freunde«, rechtfertige ich mich vor mir selbst, »und darunter die Exfreundin meines Nachbarn. Er ist also höchstens halbfremd.« Und wahnsinnig heiß. Beinahe Samu-Haber-, Ryan-Gosling- oder Orlando-Bloom-heiß. Es ist also absolut nicht verwerflich, wenn ich mal ein kurzes »Vielen Dank für das Kompliment. Ich hoffe, du hast einen schönen Abend« zurückschicke.

Damit mich beim Einschlafen keine dunklen Ängste vor Anfällen oder der Zukunft mit der Epilepsie überkommen, schalte ich mir zum Einschlafen noch den aktuellen Podcast meiner Lieblingsradiosendung *Sanft & Sorgfältig* mit Olli Schulz und Jan Böhmermann ein und bin kurz darauf sicher im Traumland angekommen.

3. Kapitel

Die körperliche Regeneration umfasst nur einen kleinen Bereich dessen, was mich nach einem Anfall beschäftigt. Was bleibt, sind vor allem Schuldgefühle. Die Blicke von Menschen, egal ob fremd oder vertraut, die mich unmittelbar nach einem Anfall treffen, bohren sich tief in mein Unterbewusstsein und blättern sich bisweilen wie ein Daumenkino vor meinem inneren Auge auf. Es muss entsetzlich sein, mich derart windend, zuckend und berstend zu sehen. Und obgleich keiner von ihnen diesem Anfall beiwohnte, wache ich heute sehr früh davon auf, dass mich die innere Auseinandersetzung mit meiner Gewissenslast meinen Liebsten gegenüber zerwühlt. Meine Eltern, Mathilda und Daniel, Jakob, sie alle werden in den letzten Tagen die meiste Zeit mit ihren Gedanken bei mir gewesen sein. Und Lena, ja, meine liebe Lena habe ich wieder einmal für mehrere Tage aus ihrem Alltag gerissen und ihr Leben mit meiner Hilflosigkeit verdreht. Und so weiß ich nach zehn Jahren: Meinen Körper kann ich kitten, doch die Schuldfrage, sie wird nur langsam weichen.

Ich habe neben meinem Bett einen Notfallknopf, den ich nach Anfällen zu Hause betätigen kann. Hierfür muss ich zunächst das Bewusstsein wiedererlangen. Dabei kommt Maja zum Einsatz. Der träge Winzling ist klüger als zunächst vermutet. Sobald sie einen Anfall registriert, schlägt sie an, falls sich mögliche Helfer in der Wohnung befinden, zum Beispiel wenn ich bei meinen Eltern bin. Wenn wir allein sind, wartet sie den Anfall ab und weckt mich anschließend durch kräftiges Lecken an meinen Handgelenken oder meiner Halsschlagader. In Trance drücke ich den Notfallknopf, der mich mit dem Hausnotruf einer gemeinnützigen Organisation verbindet. Die Mitarbeiter sind über meine Grundsituation informiert, sie wissen die Schwere meiner Epilepsie, meinen Zustand nach Anfällen, meine Bedürfnisse. Der Bereitschaftsdienst kommt innerhalb kürzester Zeit mit einem von mir hinterlegten Schlüssel zu mir und ich werde grundversorgt, meine Bettwäsche und Kleidung gewechselt und meine Notfallkontakte informiert, sodass Lena und mein Hausarzt am nächsten Tag nach mir schauen. Zu guter Letzt finde ich in der stabilen Seitenlage den so wichtigen erholsamen Schlaf. Dieses Notfallsystem ist für mich unabdingbar und ich bin unendlich dankbar, in einer Gesellschaft zu leben, die so etwas ermöglicht. Nur so ist mein eigenständiges Leben mit einer derart heimtückischen Erkrankung möglich.

Es gibt Epileptiker, die über eine sogenannte Aura verfügen. Dies bedeutet, dass sich der Anfall bei ihnen in einer bestimmten Form ankündigt. Das ist völlig individuell und reicht von Fingerzucken über Taubheitsgefühle, Übelkeit, eine plötzliche depressive Verstimmung, Euphorie bis hin zu Entfremdungsgefühlen. Leider verfüge ich über keine Aura, sodass mich die Anfälle vollkommen unerwartet überfallen. Theoretisch könnte ich in jeder Sekunde meines Lebens einen Anfall erleiden. Dies ist die Hauptgefahr der Erkrankung. Die Anfälle selbst richten keinen nennenswerten Schaden an und hinterlassen zwar Gliederschmerzen, völlige Erschöpfung, doch keine Folgeschäden in dem Ausmaß, wie Stürze sie mit sich bringen können.

Dass ich fast neunzig Prozent meiner Anfälle im Schlaf bekomme, sorgt natürlich für eine gewisse Beruhigung. Dennoch ist es darüber hinaus ein sehr schmaler Grat, unnötige Gefahren zu meiden, ohne zu einem paranoiden Angsthasen zu verkommen. Ich fahre weder Auto noch Rad, treibe keinen Extremsport, bediene keine gefährlichen Maschinen, hantiere nicht außergewöhnlich wild oder viel mit Messern und Scheren, neige mich nicht zu offenem Feuer in meiner Wohnung und selbst das Besteigen von Leitern versuche ich zu vermeiden. Ich liebe Wasser, doch ich habe sämtlichen Wassersport aufgegeben und wenn ich einmal schwimme, dann nur in Gewässern, die schnell Hilfe zulassen, und unter strenger Aufsicht. Zusätzlich gibt es kleine Kniffe, die ich unbemerkt in meinen Alltag integriert habe. So stehe ich an Ampeln grundsätzlich nicht nah an der Fahrbahn, bleibe kurz vor Rot lieber stehen, als noch über die Straße zu hetzen, und auch an Gleisen, ob im Nah- oder Fernverkehr, halte ich immer Sicherheitsabstand, bis die entsprechende Bahn wirklich hält. Ähnliches gilt für Spaziergänge an See- und Meerpromenaden. Sicherlich, die ersten Male wurde ich durch diese Vorsichtsmaßnahmen stets aktiv an meine Erkrankung erinnert, doch erstaunlich schnell sind sie zur Gewohnheit geworden. Dies lässt sich jedoch nicht auf Treppen und ähnliche alltägliche Gefahrenherde anwenden. Würde ich jedes Mal zwanghaft einen Fahrstuhl suchen, würde ich in Paranoia abdriften. Die Folge wäre, dass ich mich jeden Tag mehrere Male bewusst mit der Möglichkeit von Anfällen auseinandersetzen müsste – was sich wiederum selbsttätig in eine Angst vor ihnen umwandeln würde und sich negativ auf meine seelische Stabilität und Lebensqualität auswirken könnte. Treppenhäuser stehen jedoch, vielleicht aufgrund meiner diesbezüglichen Sturheit, tatsächlich nach Badezimmern auf Platz zwei der Lieblingsanfallsorte meiner Epilepsie außerhalb des Bettes. Ich weiß nicht, ob dies willkürlich ist, und ich unterstelle meinem Gehirn ehrlich gesagt, in den zehn Jahren gewisse Faibles ausgearbeitet zu haben. Mein Gehirn weiß am besten, wie sehr ich es hasse, Badezimmerregale zu wischen, da ich in meinem besonderen Fall zuvor gefühlte 56

Fläschchen, Döschen, Tiegelchen und Schächtelchen ausräumen müsste. So lässt mich mein Gehirn ungefähr einmal jährlich regelmäßig hineinpurzeln, sodass ich das Regal nach meiner physischen Wiederherstellung vorm Einräumen zudem gleich putzen kann. Die Frage ist, ob mich mein Gehirn und meine Fehlbildung damit ärgern möchten oder sie einfach sehr reinlich sind.

Dass meine Epilepsie auf einer angeborenen Fehlbildung, einer sogenannten fokalen kortikalen Dysplasie, kurz FCD, beruht, wurde erst fünf Jahre nach der Erkrankung in einem neuen MRT-Gerät festgestellt. Die Jahre bis dahin waren psychisch die schwersten. Solange es keinen deklarierten Grund für eine derartig einschneidende und lebensverändernde Erkrankung gibt, quälen einen die Fragen nach der Ursache. Auch für meine Angehörigen und die Ärzte waren diese Jahre sehr anstrengend. Als Eltern gibt es keinen größeren Wunsch als den nach der Gesundheit der eigenen Kinder. Und wenn sie doch etwas trifft, so wünschen Eltern, sie könnten es ihnen abnehmen. Meine Eltern konnten mir meine Epilepsie nicht abnehmen, worüber ich sehr froh bin, da ich es nicht ertragen würde, sie damit zu sehen. Und ich weiß, dass sich vor allem meine Mama lange mit der Frage quälte, wieso es ihr Kind getroffen hat. Obwohl es rational keinen Anlass für diese Fragen gab, fragte sie sich still, ob sie als Eltern etwas falsch gemacht, etwas übersehen hätten, ob sie in irgendeiner Form eine Schuld treffe. Dies tut es nicht. Es trifft keinen eine Schuld. Mein Gehirn hat diese Fehlbildung entwickelt, ob dies bereits als Embryo, im Kindesalter oder erst später geschah, lässt sich nicht mehr feststellen. Mein Körper hat nach dem abgeschlossenen Hirnwachstum wahrscheinlich noch eigenständig eine Weile erfolgreich meine Gehirnströme ausgeglichen, doch irgendwann ist der erste Anfall durchgebrochen.

Aufgrund der Häufigkeit meiner Anfälle in den ersten Jahren und der schlechten Reaktion auf Medikamente kam ich nach drei Jahren in ein Spezialzentrum für Epilepsie, wo ich fern meiner Heimat mehrere Wochen verbrachte. Leider konnten die vielfach ausgezeichneten und renommierten Ärzte keine Ursache für meine Anfälle entdecken, woraufhin sie mich wieder entließen und die Erkrankung als psychosomatisch einstuften. Diese Diagnose riss mir förmlich den Boden unter den Füßen weg. Ich war mir vollkommen sicher, dass es eine Erklärung für diese furchtbaren Anfälle geben musste und sie nicht aufgrund meiner Psyche entstanden. Doch als Laie ist man der Diagnose derart prämierter Ärzte hilflos ausgeliefert. Ich fiel in ein Loch aus Zweifeln und endete in einem großen Selbstzerwürfnis. Auch wenn meine Neurologen in Malmö mich auffingen und mir verdeutlichten, dass der Stempel der Psychosomatik vor allem dann bei Spezialisten beliebt ist, sobald sie mit ihrem Wissen an Grenzen stoßen, was sie niemals derart anerkennen würden. Wenn sie keine medizinische Erklärung finden, gibt es keine. In dieser Zeit nahm ich erstmalig psychologische Hilfe in Anspruch. Da meine Ärzte gegenüber dem harten und unbegründeten Urteil der Fachklinik Vorbehalte hatten, legten sie gemeinsam mit meiner Therapeutin den Fokus ihrer Arbeit auf eine Art Lebenshilfe. Hier begann meine allererste ehrliche Auseinandersetzung mit meiner Erkrankung. Ich war zuvor vollkommen damit beschäftigt gewesen, mein Leben so gut es ging im Gleichgewicht zu halten und meinen Alltag notdürftig zu strukturieren. Ein Jahr nach der Diagnose hatte ich mein Studium aufgenommen und Woche um Woche musste ich es der aktuellen gesundheitlichen Wetterlage anpassen. Gleiches galt auch für mein Privatleben. Da ein Großteil meiner sozialen Kontakte kurz nach der Diagnose wie von Geisterhand verschwunden war, war mein Privatleben leider weiterhin mehr als instabil. Dating mit Epilepsie ist wie

Topfschlagen im Minenfeld. Wie sag ich es, wann sag ich es, wie wiederum reagiere ich auf welche Gegenreaktion. Welche Auswirkungen haben diese Erkrankung und ihre Medikamente auf mein Sexualleben und die Familienplanung.

Zwar geisterten mir seit der Diagnose Fragen durch den Kopf, doch ich war schlichtweg überfordert, mich in meinem jungen Erwachsenenalter mit all diesen Aspekten konstruktiv und vor allem furchtlos auseinanderzusetzen. Heute nehme ich die psychologische Hilfe bei meiner Therapeutin, die eine Gemeinschaftspraxis mit meiner Neurologin hat, nur noch sporadisch wahr, episodisch, wie ich es nennen möchte, wenn neue Situationen eintreten wie zum Beispiel die aktuelle Jobsuche und darüber hinaus jederzeit, wenn mich Rückschläge treffen oder private Probleme plagen. Nach vielen Jahren als Epileptikerin gibt es Bereiche, von denen ich bestimmt sagen kann, dass in ihnen nie die Routine die Krankheit überwiegen wird, und das gilt in besonderem Maße für die Liebe.

Während ich mich im Bett umherwälze und innerlich mit der Schuldfrage kämpfe, klingelt mein Wecker zum ersten Mal. Ein neuer Morgen ist da, ein neuer Tag, mit einem neuen Himmel über mir und München. Und ich weiß es ganz genau. Heute wird der allerbeste dritte April 2014. Das ist ein System, das ich mit meiner Therapeutin ausgearbeitet habe. Ich habe stets darunter gelitten, dass die Anfälle immer sämtliche Planungen der nächsten Tage durcheinanderwirbeln. Und auch im Alltag sorgen die Epilepsie und die Medikation für eine grundsätzliche Unvorhersehbarkeit. Wenn ich abends ins Bett gehe, weiß ich nie, ob ich diese Nacht einen Anfall haben werde, vielleicht sogar zwei. Und wenn nicht, kann es ebenso gut sein, dass ich am nächsten Tag mit Nebenwirkungen der Erkrankung oder der Tabletten zu kämpfen habe. An solchen Tagen quälte mich vor allem das Gefühl, zu wissen, dass es mir unmöglich sein würde, alles zu schaffen, was ich mir für diesen Tag vorgenommen hatte. Und so habe ich immer gesehen, was ich alles nicht bewältigen kann, und stand noch vor dem Aufstehen vor einem beängstigenden Berg von Aufgaben, der bedrohlich vor mir in den Himmel ragte und dem ich von vornherein körperlich nicht gewachsen zu sein glaubte, weil ich Schmerzen hatte, Konzentrationsstörungen, langsamer war. Mithilfe meiner Therapeutin gelang es mir, diese Gefühle zu transformieren. Statt Tagesaufgaben stelle ich mir Wochenaufgaben. Nicht was ich schaffen müsste, sondern was ich heute schaffen kann, frage ich mich morgens. Und so drossele ich den Druck, den ich mir selbst aufzubürden neige. Ich strukturiere meinen Tag mit dem Aufgabenhügel so, dass der Aufstieg aus erreichbaren Teilstationen besteht, nach denen ich durchatmen kann, ehe ich die nächste Etappe angehe. Auf diese Weise kann ich jeden Tag mit einem unglaublich kraftspendenden Gefühl beenden und mir vor dem Einschlafen sagen: Sarah, unter den Vorbedingungen dieses Tages hast du es geschafft, ihn den besten dritten April 2014 werden zu lassen, der er sein konnte.

Die zehn Minuten bis zum zweiten Weckerklingeln verbringe ich damit, Maja den Bauch zu kraulen. Zwei Tage nach dem Anfall spüre ich schon deutlich die kostbare Erneuerung, die der Schlaf über den Körper bringt.

Nach einem minimalistischen Badbesuch streife ich mir eine bequeme Jogginghose über, dazu Strickjacke und Wollmütze gegen den taufrischen Aprilmorgen und rufe Maja. Meine kleine Mitbewohnerin ist nach der großen Portion Liebe, mit der ich sie morgens füttere, zurück unter die Decke gekrochen und hat sich majaesk eine Höhle gebaut. Nun hofft sie, übersehen zu werden und nicht in den wolkenverhangenen kühlen Morgen geschickt zu werden. Nachdem sich die letzten Tage die Sonne die Ehre gab, hat sie sich heute hinter aufgeplusterten Wolken versteckt und lässt nur selten ihre Anwesenheit erahnen, wenn sie kurz die graue Himmelswand durchbricht.

Auf dem Weg an die Isarauen schaue ich das erste Mal auf mein Handy. Ich verschicke brav SMS an meine Familie sowie Lena, dass es mir besser gehe und ich mir natürlich heute noch Ruhe gönne. In der Anzeige meiner Facebook-Nachrichten leuchtet eine rote Eins. Die gestrige Nachricht vom unbekannten Schönen fällt mir ein und ich öffne neugierig den virtuellen Briefkasten. Tatsächlich, bereits über Nacht hat sich ein weiterer kleiner Brief von Stefan hineingeschlichen: »Guten Morgen, schöne Sarah. Ich habe gestern mit Freunden ganz entspannt Champions League geschaut. Heute musste ich früh ins Büro. Was machst du an diesen ersten Apriltagen?« Ich muss schmunzeln. Welche Frau wird nicht gern mit Komplimenten in den Tag geschickt. Es gefällt mir, dass Stefan anscheinend Fußball mag. Auch ich liebe unseren Nationalsport und bin hoffnungsvoll, dass er wie ich Bayernfan ist. Ich werde später antworten, beschließe ich, und genieße zunächst die Großstadtruhe, die ich an den Isarauen so sehr liebe. Wenngleich aus der Ferne Baustellenlärm, der blecherne Straßenverkehr sowie das regelmäßige Bimmeln der Straßenbahnen zu vernehmen sind, lässt einem der endlos scheinende Spazierweg entlang des Flusses die Illusion, inmitten ländlicher Idylle den Tag zu begrüßen. Im Sommer ist die Isaroase Fluch und Segen zugleich. Lassen sich an ihr die allerschönsten lauen Sommertage mit Wein oder Bier und Brotzeit ausklingen, so lockt sie aus ebendiesem Grund die Massen an. Anders als jetzt läuft und sitzt man dann in dicht gedrängten Grüppchen und vernimmt Stimmen, Gelächter und Musik aus jeder Richtung. Jedoch ist es hier nicht annähernd so überlaufen wie im ehrwürdigen Englischen Garten, in dem mich im Sommer, wenn ich meinen Beinen im kühlen Nass des Eisbachs

Erholung schenken möchte, stets das aus Freibädern bekannte Gefühl überkommt, wie eine beengte Ölsardine um jeden Zentimeter Luft kämpfen zu müssen.

Noch ist im Englischen Garten ebenso wie an der Isar April und Morgen und Maja und ich müssen den Sandweg nur mit wenigen anderen Mensch-Hund-Pärchen teilen. Begleitet wird unser Streifzug von Vogelstimmen und dem gleichmäßigen lieblichen Fließgesang, der die Isar so sehr ausmacht.

Nach unserer Rückkehr öffne ich die Datei mit der schwedischen Anleitung für elektrische Jalousien, die mich die nächsten Tage beschäftigen wird. Nachdem ich mir einen Überblick verschafft habe, begebe ich mich noch einmal zu Facebook, ehe ich tiefer in die spannende Materie elektrischer Fensterbekleidung aus Skandinavien dringe. Ich schreibe Stefan von meinem kleinen Ausflug mit Maja und meinem Job als Übersetzerin, dem ich nun nachgehe. Selbstverständlich versuche ich, meine Tätigkeit schmackhaft auszuschmücken und nach einer modernen und sehr mondänen Freiberuflerin zu klingen. Im Krieg und in der Liebe ist schließlich alles erlaubt. Dass ich die letzten Tage wie eine Achterbahnfahrt zwischen Krankenhaushölle und Bett verbracht habe, lasse ich außen vor. Mit meinem Talent, liebenswerte Männer zu verschrecken, sollte ich so lange es geht hinterm Berg halten. Als ich offline gehen möchte, ploppt das Nachrichtenfenster bereits wieder auf. Stefan freut sich über meine schnelle Antwort und es entspinnt sich ein launiger Chat. Mit meiner schwedischen Nationalität fahre ich selbstverständlich einen ersten Sieg nach Punkten ein, den ich mit meinem kreativen und ungewöhnlichen Beruf noch übertrumpfen kann. Wenn der wüsste. Doch bei Laune halten ist ja bekanntlich alles. Stefan ist 31 und hat Architektur studiert. Nun arbeitet er in einem Architekturbüro, mit der Aussicht, Juniorpartner zu werden. Auf seine Frage, ob wir uns vielleicht einmal bei einem Kaffee persönlich kennenlernen wollen, antworte ich mit einem unkomplizierten »Ja!« und betone, dass ich diesbezüglich aufgrund meiner Tätigkeit ganz flexibel sei. Sarah, du kleine Schummlerin, denke ich mir, doch auf dem hart umkämpften Singlemarkt müssen solche Schönheitskorrekturen erlaubt sein. Der Tatsache, dass ich der unspontanste Mensch der Welt bin, muss er schon selbst auf die Spur kommen. Diese Stadt ist überfüllt mit makellosen Schönheiten, die geheimnisumwobenen Berufen in der Mode- und Medienindustrie nachgehen und noch nicht einmal einen krummen kleinen Finger haben, geschweige denn nur den geringsten Hauch einer Orangenhaut. Und während ich von meinem letzten Sommer in Skåne mit Sommersprossen an Armen und Beinen, einem ungleichmäßigen leichten Sonnenbrand auf lediglich einer Schulter, strohigen Haaren und vor allem sandiger Kleidung, sandigem Körper und bald darauf einer sandigen Wohnung zurückkam, sehen die Münchner Mädchen nach jeder Spritzfahrt aus, als hätten sie sich einer enthaltsamen Ayurveda-Kur in einem Kloster in Indien unterzogen. Die Bilder, die sie in sozialen Netzwerken veröffentlichen, legen jedoch jeden Kontakt mit Ayurveda, Enthaltsamkeit und Klöstern fern. Ähnlich unnahbar wie Daisy aus dem *Großen Gatsby* empfinde ich diesen Münchner Salonlöwinnen gegenüber ein Quäntchen Ehrfurcht, gepaart mit nicht geringerer Abneigung angesichts ihrer Oberflächlichkeit. Obschon ich mich lieber in tiefgründigeren Fahrwassern aufhalte, hätte ich gegen ein Quantum ihrer optischen Makellosigkeit nichts einzuwenden.

Und so halte ich es für vollkommen gerechtfertigt, wenn ich Stefan, dessen markante Gesichtszüge mich auf seinem Profilfoto mit gewinnendem Lausbubencharme anlächeln, ein leicht optimiertes Sarah-Paket präsentiere. Wir verabreden uns nicht auf einen Kaffee, sondern für den Freitagabend auf einen Drink in der von mir geschätzten Robinson Bar am Gärtnerplatz.

»Ich glaube, ich bin wieder mit Jan zusammen«, schreibt mir Lena just in diesem Moment. »Ich glaube, ich habe am Freitag ein Date«, antworte ich. »Ach, was sagt man da, auch ein blindes Huhn findet einmal ein Herz? Wer ist denn der Glückliche?«, kommt es sofort zurück. Ich berichte kurz und Lena verspricht aufgeregt, Daumen zu drücken, ehe sie berichtet, wie in kürzester Zeit aus Ablehnung ihrem Exfreund gegenüber eine neue Liebe wurde. Die beiden waren fünf Jahre ein Paar, ehe Jan aus dem Nichts heraus nach dem Abschluss seines Medizinstudiums seine Sachen packte und zu einem Selbstfindungstrip rund um die Welt aufbrach. Lena stellte er vor vollendete Tatsachen. Seine Sachen bringe er am Wochenende in den Keller seiner Eltern, am Dienstag gehe der Flug und für sie beide gebe es keine Zukunft. Als zu spießig, erwachsen und gesetzt empfinde er ihre Beziehung schon lange. Mit diesem kurzen Monolog brach er Lenas Herz und eine für mein Gefühl sehr große Liebe. Vor Kurzem kehrte er zurück und zunächst hatte Lena ein Wiedersehen strikt verweigert. Nachdem sie mir im Krankenhaus von dem Treffen, aus dem direkt eine heiße Liebesnacht wurde, berichtet hatte, schwante mir eine baldige Reunion bereits, doch das vorgelegte Tempo überrascht nun selbst mich. Ich teile ihr meine Freude mit und ziehe den Hut vor ihrer Eigenschaft, keine Gefangenen zu machen, sondern dem reumütigen Abenteurer direkt wieder ihr Herz zu überlassen. Endlich kann ich mich den Jalousien widmen.

Das deutsche Prinzip des Datings war für mich nach meiner Ankunft in München zunächst gewöhnungsbedürftig. In Schweden würde man niemals jemanden offensiv ansprechen und vor allem nicht in eine Bar oder ein Restaurant einladen. Allgemein gilt es als Beleidigung, eine moderne schwedische Frau einzuladen. Zunächst zahlt jeder selbst und im Falle einer festen

Bindung wechseln die Partner sich ab oder es bezahlt pragmatischerweise derjenige, der über mehr Geld verfügt. Bei meinem schwedischen Exfreund Frederik und mir war das ich. Als mich also die ersten Männer in München ansprachen und ausführen wollten, muss mein Gesichtsausdruck pures Entsetzen ausgedrückt haben. In Schweden bezeichnet man ein Date unter keinen Umständen als Date. Zunächst trifft man sich zu einer Fika. Eine Fika ist eine heilige schwedische Institution. Sie beinhaltet einen Kaffe – die Schweden sind hinter den Finnen die Vizeweltmeister im Kaffeeverzehr – und gegebenenfalls ein süßes Gebäck wie eine Kanebulle – Zimtschnecke – oder auch ein deftiges Smörgåsbröd, belegtes Butterbrot. Als Fika bezeichnet man Pausen in der Arbeit oder Uni, Treffen mit Freunden oder Familien und eben auch erste Dates. Fikas können fünf Minuten dauern und sich ebenso über Stunden ziehen. Verabredet man sich also zum ersten Mal, erhält das Treffen durch den Rahmen der täglich mehrmals begangenen Fika eine gewisse Zwanglosigkeit. Erst nach weiteren Fikas trifft man sich vielleicht einmal abends. Und nach Hause lädt man sich sowieso erst ein, wenn man sich seiner Intentionen sicher ist. Jemand nahezu Fremden zu sich einzuladen, ist für Schweden ähnlich schockierend, wie in fremden Wohnungen die Schuhe nicht auszuziehen. Die Schuhe immer und überall abzulegen, ist ungeschriebenes Gesetz. Ebenso ist es ungeschriebenes Gesetz, niemals jemanden auf derartige gesellschaftliche Fehler hinzuweisen. In Schweden wird man einfach nie wieder eingeladen. Nun lebe ich jedoch einige Jahre in München und während Matthias noch mit kulturellen Barrieren meinerseits zu kämpfen hatte, bekommt Stefan ein direktes abendliches Date.

Am Nachmittag lasse ich mir von meiner Physiotherapeutin meine verhärteten Muskeln lockern, ehe ich mich mit Maja auf den Weg in Jakobs Atelier mache. Zuvor holen wir im Café L'Angelo dei Sapori, in dem wir uns einst trafen, zwei Cappuccino.

Jakobs Atelier befindet sich einen Häuserblock von mir entfernt, hinter zwei großen blauen metallenen Garagentoren in einem unscheinbaren Hinterhof. Er behaust hier einen Flachbau, der zwei Hinterhöfe mittig trennt. Abgesehen von einem riesigen Allzweckraum gibt es einen kleinen Schlafraum und ein Bad. Das alte garagenähnliche Gebäude hat er größtenteils selbst bewohnbar gemacht. An der Hauswand neben den Toren steht eine alte Holzbank, die Jakob im letzten Sommer gemeinsam mit mir restauriert hat. Beim Schleifen und Hobeln schüttete ich ihm mein Herz über meine gescheiterte Beziehung zu Matthias aus, die mich innerlich selbst ein halbes Jahr nach ihrem offiziellen Ende noch umtrieb.

Der Anblick der Bank löst in mir warme Vorfreude auf die kommenden Monate aus, in denen wir auf ihr den mit so viel Leben gefüllten Münchner Sommer genießen werden.

Ich ziehe mit Wucht das verzogene und knarrende Tor auf und Maja flitzt durch den dunklen Flur hindurch in den großen hellen Raum direkt auf Jakob zu, der sie ebenso freudig begrüßt: »Na, ihr zwei Honigpfötchen, habt ihr euch ausgezappelt oder wolltet ihr bloß mal wieder ein paar Tage im Bett rumlungern?«

»Ts«, entgegne ich kopfschüttelnd, »was zum Henker sind denn bitte Honigpfötchen? Hast du zu viel an der Farbe geschnüffelt?«

Jakob lacht sein unverwechselbares, ehrliches Lachen, das ich wahnsinnig lieb gewonnen habe. Nachdem ich ihm seinen Cappuccino in die Hand gedrückt habe, nehme ich meinen sogenannten Winterplatz auf der Fensterbank ein und es dauert nicht lange, bis Maja zu mir hinaufspringt. In den letzten Monaten habe ich uns aus Kissen und Decken einen fürstlichen und gemütlichen Kuschelplatz gebaut, von dem aus wir beobachten können, wie Jakob völlig in seine Kunst vertieft seinem aktuellen Projekt nachgeht. Ebenso gern lasse ich meinen Blick bisweilen einfach aus dem Fenster fließen, wo die für München eher seltenen Birken mein Nordweh besänftigen. Außerdem habe ich, wie eigentlich immer, seit ich zu denken vermag, natürlich stets ein Buch bei mir, falls Jakob meine gedankenverlorenen Ausführungen über relevante und außerordentlich irrelevante Geschehnisse der Welt und meines Lebens einmal doch nicht länger erträgt und mir Einhalt gebietet. »Wolltest du nicht lesen?«, fragt er dann ganz liebevoll. Selbstverständlich verstehe ich den Wink und verziehe mich spaßhaft grummelnd in die Welt meiner aktuellen Lektüre.

An Tagen wie heute, an denen die Nachbeben des Anfalls noch in meinen Gliedern stecken, bin ich ungewöhnlich ungesprächig. Jakob jedoch kennt mich mittlerweile so gut, dass ihm meine Melancholie an und nach Panthertagen so vertraut ist, dass sie Teil des Alltags unserer Freundschaft ist. Und so halte ich auch heute inne und lasse meine Blicke in den Birken verharren, von wo aus sie mein Herz direkt nach Schweden schicken.

Ich stelle mir unser altes Haus in Lomma vor, dem kleinen verträumten Küstenort. Es war ein weiß gestrichener Backsteinbau mit feuerrotem Ziegeldach. In derselben Feuerwehrfarbe waren unsere Fensterrahmen und -läden gestrichen, die ab Beginn der nordischen Herbstwinde durch den langen Winter hindurch in ihren Halterungen schepperten, ehe ihre Stille den Frühling ankündigte. Unter dem Giebel des hundertjährigen Häuschens, der sich, dem Wind wohlwollend entgegenkommend, in eine leichte Schieflage gebeugt hatte, befand sich mein Kinderzimmer, das man über eine hölzerne Wendeltreppe erreichte. Wand an Wand schlief ich mit Mathilda, die neben mir hauste. In der Mitte unserer beiden Zimmer war jeweils ein kleiner Erker, sodass wir durch die Birken in unserem Garten hindurch das einige Hundert Meter weit entfernte Meer betrachten konnten.

In stürmischen Nächten, wenn der Wind heftiger als sonst durch die Birken brach und unsere Fensterläden lauter aufscheppern ließ, klopfte ich an die Wand und sobald Mathilda zurückklopfte, schlich ich mit meinem großen Kuschelkänguru unterm Arm in ihr Bett, wo wir gemeinsam das Endes des Sturms ausharrten. Den Eingang unseres Hauses zierte eine typisch schwedische rotweiße Veranda, zu der man von der Straße aus durch unseren selbstverständlich roten Holzzaun gelangte. Der Gartenzaun rankte sich rund um unser Grundstück mit einer weiteren Pforte im Rückgarten, aus der einem ein ausgetretener Trampelpfad den Weg zum Wasser geleitete. In unserem weitläufigen Garten befanden sich nächst den Birken Gemüsebeete und Obstbäume und natürlich wollten wir in Skåne ein kleines Sauna- wie Bootshaus nicht missen. An die Rückseite unseres Hauses lehnte sich zudem ein flüchtiger Unterstand, der das Feuerholz trocken hielt. Das Untergeschoss bestand aus einem riesigen Raum, der Küche, Esszimmer und einen Wohnbereich mit einem nostalgischen Kamin umfasste. Daneben gab es noch ein Gäste-WC und eine Speisekammer. Im ersten Stock befanden sich gegenüber den Kinderzimmern der Raum meiner Eltern und ein großes Familienbad. Die ehemaligen Kinderzimmer sind nun Gäste-, Arbeits- und Handwerksräume, doch die über die Jahre gleich gebliebene Geräuschkulisse lässt mich bei jedem Besuch wieder in meine Kindheit zurückgleiten.

Heute stehen meine Birken in München und hinter ihnen lauert anstelle der Ostsee eine Betonwand. Und dennoch haben sie gegenwärtig denselben beruhigenden Effekt auf mich, den sie schon in meiner Kindheit hatten, wenn ich ihre leise hin und her rauschenden Äste betrachte, an denen hier anders als zu Hause bereits Anfang April die Knospen von Tag zu Tag vehementer das Ende des Winters verlauten lassen und langsam die ersten Blätter austreiben.

»Lena ist wieder mit Jan zusammen«, platze ich in die Stille hinein.

Jakob lacht erheitert auf: »Lena ist ein verrücktes Huhn, manchmal verstehe ich sie wirklich nicht. Letzte Woche hat sie uns mit einer Hasspredigt auf ihn den ganzen Abend vermiest. Und am Ende hat sie geschworen, sich im Leben kein einziges Mal mehr mit diesem Klapskalle, oder wie ihr Schwedenmädchen Idioten immer nennt, zu treffen.«

Ich kann nicht anders, als in sein Gelächter einzustimmen. Amüsiert berichte ich von dem gemeinsamen Abend der beiden ehemaligen wie neu entbrannten Liebenden und wie der Rotwein ihre Hormone in Wallung brachte. Auch von Stefan berichte ich.

»Nun denn«, sagt Jakob, »das klingt doch ganz nett. Aber verrenn dich nicht gleich wieder.«

»Mache ich nie«, sage ich bestimmt.

»Sarah, sei ehrlich. In deinem Kopf hast du deine ersten Eindrücke doch schon wieder zu einem großen harmonischen Bild gepuzzelt und obgleich du ihn noch nicht einmal gesehen hast, bastelt er in deiner Vorstellung schon Kastanienfiguren mit den Zwillingen.«

Darauf antworte ich nicht und ziehe stattdessen einen Schmollmund. Wie recht er hat. Aber das würde ich im Leben nicht zugeben. Außer vor Jakob. »Keine Kastanienfiguren. Drachen basteln sie. Die lassen wir dann am Strand hinter Mamas und Papas Haus steigen«, murmele ich kleinlaut vor mich hin. »Ich hasse dich dafür.«

»Du hasst mich nicht.«

»Nein, natürlich nicht. Aber jetzt ist das Bild kaputt.«

»Das Bild gab es nur in deinem Kopf. Dafür bastelt vielleicht irgendwann mal jemand in der Realität mit deinen Neffen, wenn du etwas geerdeter bist. Und nicht nur in deinem Kopf.«

»Ist ja schon gut. Dass er attraktiv ist, darf ich aber schon noch so sagen, oder?«

»Du darfst alles sagen, Sarah, du sollst nur keine Seifenblasen in die Luft pusten und schockiert sein, wenn sie platzen. Das haben Seifenblasen so an sich.«

»Aber wenn er doch irgendwann mit ihnen bastelt, platzen sie ja nicht.«

»Dann sind es aber keine Seifenblasen, dann ist er einfach nur ein netter, guter Kerl. Wahrscheinlich ein ziemlich geduldiger, wenn er es bis zum Basteln mit deinen Neffen mit dir ausgehalten hat.«

»Was soll das denn bitte heißen, Jakob?«

»Dass du anstrengend bist.«

»Ich bin ja wohl kein bisschen anstrengend. Aber wenn du mich anstrengend findest, kann ich gern gehen.«

»Ach Sarah, genau das meine ich. Es gibt keinen Grund, sich aufzuregen. Du weißt, wie gern ich dich habe. Wenn du es von jemandem wissen solltest, dann von mir. Ich finde dich nicht schlimm anstrengend, eher liebenswert anstrengend. Aber deine Kopfwelt ist so furchtbar komplex und du springst in ihr in kürzester Zeit durch sämtliche Gebiete, die andere Menschen in ihrem ganzen Leben noch nicht einmal ankratzen. Ich höre dann ja einfach zu und weiß, dass du eher laut denkst und einen Zuhörer, keinen aktiven Gesprächspartner brauchst. Aber selbst ich bin irgendwann raus und denke, dass ich deinem Gehirn die Anfälle wirklich nicht verübeln kann. Ich wüsste auch nicht, wohin mit all den Gedankengängen, Eingebungen und Überlegungen, welche die halbe Welt betreffen.«

»Hehe, ich weiß, dann schickst du mich immer lesen.«

»Ich weiß gar nicht, ob das so klug von mir ist. Diese ganzen Bücher, die stiften dich doch nur zu neuem Denken an. Aber wenigstens hältst du kurz die Klappe«, sagt er augenzwinkernd.

»Ich werde jetzt nicht aufhören zu lesen, also echt, so schlimm bin ich ja doch wieder nicht. Bücher sind mein Leben«, empöre ich mich.

»Sarah, noch einmal. Du sollst doch sowieso um Gottes Willen bitte ganz genau so bleiben, wie du bist. Du bist so richtig. Und zwar nur so. Du sollst nur nicht Männer im Kopf basteln lassen, von denen wir noch bezweifeln müssen, dass sie es mit dir aufnehmen können. Betrachte es doch lieber als Kompliment. Dass du so komplex gestrickt bist, ist ja durchaus positiv eigenartig. Sei nicht immer gleich so beleidigt, ich will doch bloß, dass du glücklich wirst.« Jakob spricht noch immer im gleichen geduldigen und wohlwollenden Tonfall wie zu Beginn, egal wie beleidigt oder aufbrausend ich ihm zwischendurch ins Wort gefallen bin. Irgendwie bewundere ich ihn. Nicht einmal ich selbst oder Maja halten es so tapfer mit mir aus. Er ruht einfach in sich. Fast so wie mein Vater. Der erträgt mich mit stoischer Gelassenheit. Wenn es ihm mit mir reicht, knallt er mir dann einmal ehrlich eine vor den Bug – und jeden Ansatz zu schmollen unterbindet er mit einem typisch nordisch hart-herzlichen »Sei jetzt nicht muksch«. Und ich weiß, dass er jedes Mal recht hat, worüber ich mich zugleich furchtbar aufregen könnte. Wie jetzt bei Jakob.

»Ich les dann mal, wenn es dem werten Herrn recht ist und sein Donnerwetter vorüber.«

Jakob grinst und nimmt kommentarlos seine Arbeit wieder auf. Aktuell hat er aus alten Metalltüren Vierecke gesägt, die er zuerst besprüht hat, ehe er sie nun mit Acrylfarbe bemalt. Obgleich die Werke auf mich bislang konzeptlos und fremd wirken, weiß ich, dass sie am Ende zu vollkommenen, ausdrucksstarken und unikalen Schöpfungen werden, die auf ihrem jetzigen Stand schlichtweg außerhalb meiner Vorstellungskraft liegen. Wäre ich gedanklich so eindimensional gestrickt, wie ich es künstlerisch bin, wäre mein Leben definitiv unkomplizierter.

Ich beobachte Jakob noch eine Weile, ehe ich in meinem Buch versinke. An meinen Füßen reckt Maja ihren Kopf unter der Decke hervor und schaut in den Hof. Sie freut sich auf die ersten warmen Tage.

Am Abend übersetze ich, bis meine Konzentrationsfähigkeit es nicht mehr zulässt und mich der nach Anfällen erhöhte Schlafbedarf überkommt. Vor dem Einschlafen stelle ich zufrieden fest, dass dies so was von der beste dritte April 2014 war, den ich unter den gegebenen Umständen hatte erleben können. Und als ich gerade beginne, mir Gedanken zu machen, was ich beim ersten Date mit Stefan bloß tragen soll, werde ich auch schon vom Sandmännchen besiegt.

4. Kapitel

Pfui Teufel, was sind sie doch lästig, diese ersten Dates, denke ich am nächsten Nachmittag, als ich mich nach einem Vormittag zähen Übersetzens endgültig der so entscheidend scheinenden Kleiderfrage widme. Es soll nicht zu viel sein, Stefan soll ja nicht denken, dass ich mir Gedanken über meinen Aufzug gemacht habe, aber natürlich muss ich meine positiven Attribute schon gekonnt in Szene setzen. Ich öffne meinen Kleiderschrank, um festzustellen, dass ich genau zwei höchst tragische Probleme habe: nichts anzuziehen und keinen Platz im Kleiderschrank. Wahnsinn, denke ich beeindruckt, so viel Nichts-zum-Anziehen. Da ich definitiv nicht mehr genügend Zeit habe, in der Innenstadt noch etwas Neues zu erwerben, was mir prinzipiell absolut zuzutrauen wäre, beschließe ich, dass das viel besagte Pferd manchmal einfach von hinten aufgezäumt werden muss, und widme mich zunächst meiner Schuhsammlung. Trotz meiner stolzen Größe von 178 Zentimetern hege ich eine innige Liebe zu High Heels. Je größer die Absätze, desto kürzer die Hauptsätze – Jakob würde sich freuen, wenn diese These auf mich zuträfe. Verdammt, ich weiß ja gar nicht, wie groß Stefan ist, fällt mir ein. Also zücke ich mein Handy, um seine Facebook-Fotos zu analysieren. Leider gibt keins seiner Bilder, die für mich sichtbar sind, wirklich Aufschluss darüber, wie hoch er gewachsen ist. Nicht, dass mir die Größe eines Mannes besonders wichtig wäre. Matthias, mit dem ich immerhin fast drei Jahre zusammen war,

war genauso groß wie ich; beziehungsweise meiner Meinung nach mindestens zwei Zentimeter kleiner. In der Regel stellt es für den Mann das stärkere Hindernis dar, eine größere Frau an der Seite zu haben. Wobei ich dank Matthias weiß, dass es auch Männer gibt, die sich gern mit einer größeren Frau schmücken. Doch Stefan kenne ich noch nicht und möchte ihn ja nicht direkt der grundsätzlich viel zu großen Konkurrenz in die Arme treiben. So fällt meine Wahl auf schlichte schwarze Stiefeletten, die mit acht Zentimetern hoch genug für mein Empfinden sind, aber gleichzeitig nicht beängstigend wirken. Spaßig wird es nicht, zwei Tage nach einem Anfall in ihnen herumzustolzieren, doch manchmal muss man eben Opfer bringen.

So ein Blind Date ist doch ein wahres Mysterium. Vielleicht sitze ich in drei Stunden einem vor Selbstbewusstsein und Testosteron strotzendem Stier gegenüber, vielleicht aber auch einem scheuen Rehlein, das droht, im Scheinwerferlicht zu erstarren, und Halt an seiner Bierflasche sucht.

Zu den Stiefeletten passt am besten eine Hose, finde ich, und nachdem ich mich von der Krise erholt habe, dass eine jede meiner Hosen furchtbarer ist als die nächste, entscheide ich mich für eine schwarze Röhrenjeans. Dazu wähle ich ein lässiges graues Shirt mit kleinen Füchsen, das seitlich tief ausgeschnitten ist, sodass der BH hervorblitzt. Cool und ein bisschen sexy. Eine selbst durchgeführte Studie, untermauert von den Erfahrungen meiner Freundinnen, hat ergeben, dass das Tragen heißer Unterwäsche dazu führt, dass garantiert nichts mit einem Typen läuft. Im Gegensatz dazu geht garantiert immer dann etwas, wenn das Höschen möglichst hässlich ist, das es im Fall der Fälle dann so unauffällig wie möglich loszuwerden gilt. Da ich meine experimentellen und unvernünftigen Jahre für beendet erklärt habe, suche ich also das mit Abstand schlüpfrigste Stückchen Stoff aus, das ich finden kann. Sorgfältig staple ich die ausgewählten

Kleidungsstücke aufeinander und verschwinde im Bad. Wenn ein Date bevorsteht, kann gar nicht frühzeitig genug mit dem Ausstaffieren begonnen werden. Bevor ich unter die Dusche hüpfe, stelle ich auf dem Handy meine Gute-Laune-Playlist auf die höchste Lautstärke, um beim Beine-Rasieren laut mitzuträllern. Dank der hellhörigen Wände wird mir Tobi bei unserer nächsten Begegnung einmal mehr mitteilen, dass ich besorgniserregend schlecht singe. Da hat er vollkommen recht, was aber nicht bedeutet, dass es weniger Spaß macht. Und so ist wahrscheinlich im ganzen Innenhof zu hören, wie ich mir gemeinsam mit Sängerin Rihanna wünsche, heute Abend so strahlend wie ein Diamant zu leuchten.

Bevor ich nach einem zweistündigen Beautymarathon, bestehend aus Make-up auftragen, Haarstyling und Nägel lackieren, schließlich zum Date aufbreche, gehe ich noch eine kleine Abendrunde mit Maja und nehme ihre Raubtierfütterung vor. Überpünktlich erreiche ich die Robinson Bar, die um diese Uhrzeit noch verhältnismäßig leer ist. Da Lena, die meine Pünktlichkeit ebenso kennt wie irgendwelche anscheinend existenten ungeschriebenen Datinggesetze, mir noch eine panische SMS geschrieben hat, aus der hervorgeht, dass es auf Männer angeblich verzweifelt wirke, wenn eine Frau zu früh beim Date erscheine, drehe ich noch eine Runde um den Gärtnerplatz, bis ich mir doch etwas dämlich dabei vorkomme und finde, dass sogar in der hektischen neuen Welt Pünktlichkeit noch als Tugend angesehen werden sollte und ich mich zudem nicht verstellen mag. Da kassiere ich lieber einen gespielt bösen Blick Lenas, ehe ich hier weiter wie ein trister Jahrmarktesel im Kreis laufe.

Ich gehe gern in die kleine und dunkle, aber sehr familiäre Bar, in der ein buntes Publikum anzutreffen ist. Um Punkt sieben bestelle ich mir einen Ingwer-Drink, den ich in dieser Form noch in keiner anderen Bar angetroffen habe und bei fast jedem Besuch genieße. Er enthält neben Alkoholika und Apfelsaft eine geheimnisvolle Ingwerpaste und bringt mich geschmacklich beinahe um den Verstand.

Während ich versuche, weder zu aufgeregt noch zu wartend auszuschauen, und es tunlichst vermeide, die Tür zu beobachten, studiere ich die wenigen kleinen Grüppchen und Individuen, die sich bereits hier tummeln. Ich sehe zwei junge Männer, die dem kreativen bis hippen Milieu des Glockenbachviertels zuzuordnen sind, und neben ihnen ein Mitglied der Münchner Skateboard-Szene, das mit dem Barmann plaudert, der inzwischen ein guter Bekannter von mir geworden ist. Wie immer stolpern meine Augen auch bei diesem Besuch über eine Dreiergruppe von stolz ihre Kragen ausführenden Yuppies, die ihren jungen Wohlstand anhand ihrer einheitlich beflockten Uniformen bereitwillig zur Schau stellen und die das einstige Viertel der Münchner Künstler, Individuen und Intellektuellen zunehmend besiedeln. Aufgrund ihrer Zahlungskraft steigen im Rahmen der Gentrifizierung die örtlichen Mieten, weshalb dem Glockenbachviertel immer wieder das Ende seiner Stadtteilkultur als urbanes und weltoffenes Zentrum der Vielfalt, in dem zudem die Münchner LGBT-Szene beheimatet ist, prognostiziert wird. Junge Kulturschaffende wie Jakob oder eben ich sind schon über die Isar in die benachbarte Au geflüchtet, ohne räumlich ganz den Anschluss an das nach wie vor innig von uns geliebte Glockenbachviertel zu verlieren.

Mein Blick verharrt bei den beiden Gästen, die ich noch nicht taxiert habe – einem dem Anschein nach frisch verliebten Pärchen, das nicht wie ich am Tresen, sondern auf der gemütlicheren, mit Kissen ausgestatteten Bank an der Wand Platz genommen hat. Das offenbar erst vor Kurzem entflammte Knistern zwischen ihnen ist im ganzen Raum zu spüren. Ich lächle innerlich. Es ist ihnen anzumerken, wie beide hin- und hergerissen sind zwischen der Aufregung einer neuen Liebe, verbunden mit dem Wunsch, bloß keinen noch so winzigen Fehler zu machen, und der bereits vorhandenen Vertrautheit körperlicher Nähe, aufgrund derer sie kaum voneinander lassen können. Ob Stefan und ich ebenfalls bald so turtelnd durch die Münchner Bars streifen? Stopp, stopp, stopp, ermahne ich mich selbst und denke an Jakobs eindringliche Worte. Kein Kopfkino vorm ersten Kennenlernen. Manchmal könnte ich meine blühende Fantasie wirklich zum Teufel jagen. In diesem Moment höre ich von der Seite ein fragendes »Sarah?«. Ich drehe mich um und blicke in verschmitzt aufblitzende grünbraune Augen, die zu dem markanten, mit einem modischen Bart geschmückten Gesicht gehören, das in mir schon als simples Abbild bei Facebook ein kaum merkliches Kribbeln ausgelöst hat. Die echte Version gefällt mir sogar noch besser und ich hoffe, dass man mir die Luftsprünge, die mein hormongesteuerter Uterus in diesem Moment aufführt, nicht ansieht. So unbeeindruckt wie überhaupt möglich presse ich ein »Hej, du musst Stefan sein« hervor. Oh Grundgütiger, meine Stimme zittert vor Aufregung. Wie gut, dass ich nie Schauspielerin werden wollte.

»Wie schön, dass wir uns kennenlernen«, sagt Stefans freundliche, warme Stimme, »sollen wir uns an einen Tisch setzen?«

»Gern«, sage ich und gebe mir Mühe, unverkrampft aufzustehen. Natürlich gelingt mir dies nicht. Stattdessen bleibe ich mit einem Absatz an der Fußstütze des Barhockers hängen. Gefangen in einem filmreifen Dominoeffekt greife ich angesichts der Sturzgefahr nach der rettenden Theke, die ich überraschenderweise erwische. Die Erleichterung hierüber währt lediglich kurz, da ich aufs Ganze gehe und noch krönend mein Glas umreiße. Reaktionsschnell bekomme ich es zwar noch im letzten Augenblick zu fassen, entleere es dafür aber größtenteils über meiner Hose. Endlich habe ich das Gleichgewicht wiedergefunden und stehe mit beiden Füßen auf dem Boden, obgleich nass, konfus und ziemlich dämlich dreinschauend. Stefan, trotz hoher Schuhe einige Zentimeter größer als ich, wie ich – ob der Umstände durchaus beachtlich – kurz notiere, fragt mich leicht verdutzt, ob ich Hilfe benötige.

»Nee, nee, danke, nix passiert«, lache ich unangenehm künstlich und folge ihm zu unserem Platz. Klasse, Fräulein, denke ich, es gibt keine zweite Chance für den ersten Eindruck und ein nasses Höschen ohne Anfall, das kenne ich so auch nicht.

»Aber chic sind sie ja«, gibt mir Stefan von der Seite zu verstehen. »Also deine Schuhe«, fügt er hinzu, als er meinen fragenden Blick sieht.

»Danke«, murmele ich. Superklasse, jetzt denkt er, ich kann in meinen Schuhen nicht laufen, der Abend könnte kaum besser beginnen, Boden tu dich auf und lass mich versinken. Liebe Welt, darf ich vorstellen: Sarah Bischof, der Trottel des Tages.

»Was hast du dir denn da eigentlich übergeschüttet? Das sieht ja eigentlich zu schade zum Weggießen aus«, weiß Stefan die Situation zu lockern. Ich muss lachen. Und anstelle des befremdend künstlichen Lachens, das mir kurz zuvor aufgrund meiner Hilflosigkeit entfahren ist, lache ich diesmal ehrlich auf. Vielleicht ist mein Leben einfach so, vielleicht kann bei mir grundsätzlich nichts normal laufen. Wahrscheinlich ist das auch so ein ungeschriebenes und mir unbekanntes Gesetz wie die anderen Datingregeln, von denen Lena immer faselt. Und ja, vielleicht laufen die Dinge deshalb bei Lena beinahe nie so desaströs wie bei mir. Ich sollte mehr Frauenzeitschriften lesen, am Ende kann man mit dem Wissen vielleicht doch die Welt beherrschen, zumindest die des Balzbrauchtums.

»Puh, ich weiß ehrlich gesagt gar nicht, ob dieser Drink einen Namen hat. Das ist irgendwas mit, glaube ich, Wodka und auf jeden Fall Ingwer. Superlecker. Magst du probieren?«, antworte ich Stefan. Er nimmt die Offerte an und bestellt daraufhin zwei Ingwer-Cocktails, schließlich ist meiner wie durch Zauberhand in kürzester Zeit auf meiner Hose entschwunden. Stefan entschuldigt sich für seine leichte Verspätung, er wurde von einem Kunden aufgehalten. Als er es mir mitteilen wollte, sei ihm aufgefallen, dass wir gar nicht Nummern getauscht hätten.

»Ist doch egal«, winke ich ab, »jetzt bist du ja da.«

»Und du hast ja glücklicherweise gewartet, aber der stürmische Empfang wäre dennoch nicht nötig gewesen, obwohl ich deine Mühe zu schätzen weiß«, schäkert er.

»Also bitte. Das habe ich tagelang einstudiert, man muss sich ja von der Masse abheben.«

»Das ist dir in jedem Fall gelungen und vielleicht habe ich ja sogar das Glück, dass du mir nachher deine Nummer geben magst, dann ist das Verabreden zukünftig eventuell etwas einfacher.« ZUKÜNFTIG. Z-U-K-Ü-N-F-T-I-G. Er hat »zukünftig« gesagt. Als ob nur ich die irre Traumtänzerin wäre, lieber Jakob, denke ich innerlich frohlockend. Ich kann es kaum erwarten, es meinem besten Freund mit einem Siegestanz unter die Nase zu reiben.

Wir lachen und reden, das Eis ist gebrochen. Ob ich hungrig sei, will Stefan nach dem Ingwer-Drink wissen. Das bin ich. Mittlerweile ist es schon beinahe zehn Uhr und wir schlendern plauschend in Richtung des Bergwolfs, einer eingesessenen Münchner Institution der Currywurst-Kultur, die bis nachts um vier die Gelüste hungriger Nachtschwärmer stillt. Nach einem Le Üwe, einem Gedeck, das Currywurst, Pommes Schranke, ein Helles und einen Schnaps umfasst, sind wir pappsatt, entscheiden uns jedoch, den Abend in der urigen Atmosphäre des hippen Imbisses mit den so minimalistischen wie praktischen Holzgarnituren, auf denen ich schon so manches Fußballspiel auf der Leinwand verfolgt habe, fortzusetzen. Apropos, denke ich und frage Stefan: »Und du hast Fußball geschaut? Bist du denn Bayern-Fan oder hast du aus allgemeinem Fußballinteresse geschaut?«

»Was ist denn das für eine Frage«, lacht Stefan gespielt empört, »ich bin ein echtes Münchner Kindl und selbstredend Bayern-Fan, seit ich denken kann.«

Ich stoße insgeheim kleine Freudenschreie aus und erzähle, dass ich ebenfalls bereits als kleines Mädchen meine Liebe zum FC Bayern entdeckt hätte.

»Wow, das finde ich toll. Ein Nordlicht, das nicht erst seit ihrem Herzug Fan ist. Bist du manchmal im Stadion?«

Ich erzähle von Jakob, dessen Vater Dauerkarten hat, die wir gelegentlich nutzen dürfen. Und dass wir regelmäßig bei den Basketballspielen der Bayern sind.

»Mensch, du bist ja ein richtiges Sportass, was?«, stellt mein beinahe eingeschüchtertes Gegenüber fest.

»Das würde ich nicht sagen, in der aktiven Ausübung bin ich erschreckend talentfrei. Aber ich liebe es, Sport live zu verfolgen.«

»Das geht mir auch so. Ich spiele zwar Tennis, aber wenn es ums passive Schauen geht, würde ich Ballsportarten immer vorziehen. Aber sind Fußball und Basketball nicht eher ungewöhnlich für Schweden?«, hakt Stefan nach.

»Hm, ein bisschen. Deshalb haben wir eigentlich alle zusätzlich zu Malmö FF einen großen internationalen Lieblingsverein, in meinem Fall Bayern. Wenn es nach Papa gegangen wäre, wäre ich wie er und meine Schwester Werder-Fan, da er aus Bremen kommt. Aber das war mir zu langweilig, ich wollte meinen eigenen Verein. Wobei wir mit Malmö natürlich Zlatan Ibrahimović hervorgebracht haben. Wenn ich zu Hause bin, schaue ich mir vor Ort tatsächlich am liebsten Eishockey an. Das wiederum ertrage ich hier gar nicht. Da hinkt die deutsche Liga hinterher.«

Während wir uns über Sportarten und Mannschaften austauschen, verfliegt die Zeit wie im Flug. Gekonnt schaffe ich es, alle Untiefen zu umschiffen, bei denen ich mein Handicap zur Sprache bringen müsste. Wo ich am Dienstag geschaut hätte? Zu Hause. War ich ja wirklich. Dass ich infolge meines Anfalls tief und fest geschlafen habe, während der FCB in Manchester 1:1 gespielt hat – unwichtig. Dass ich in den zwei Jahren, die ich nun schon in einem Kampfsportzentrum boxen lerne, noch nicht ein einziges Mal Sparring, einen Trainingskampf, ausgeübt habe, sondern mich auf die Fitness-Aspekte und den mentalen Zugewinn dieser Sportart beschränke? Nicht erwähnenswert. Dass ich mich häufig von Freitag bis Montag im Bett verkrieche, anstatt mit meinen Freunden das Wochenende auszukosten, nicht nur, weil ich ein Buchstabensüchtling bin und ein Faible für skandinavische Serien habe, mit denen ich versuche, mein Nordweh zu stillen, sondern darüber hinaus, weil ich Müßigtage brauche, die meinem Körper die nötige Ruhe schenken und mein Leben ausbalancieren, sodass ich an Panthertagen von ihnen zehren kann? Nebensächlich. Ob ich wirklich nicht noch etwas trinken möchte? Nein, nein, heute nicht. Ich muss ja am Wochenende noch viel übersetzen. Richtig, Sarah, am Übersetzen liegt es. Unmerklich winde ich mich wie ein Zirkusakrobat um jede Erwähnung der Epilepsie. Und dennoch ist in mir der unbändige Wunsch, noch viel mehr von mir zu erzählen und mindestens ebenso viel von Stefan zu erfahren, ehe wir für heute auseinandergehen.

Der holprige Start in unseren gemeinsamen Abend scheint komplett vergessen und ich bin verrückt nach dem Gefühl, das er mir vermittelt: so vollkommen ich selbst sein, frei und unüberlegt reden zu können und in meiner sehr eigenen Art einfach ganz und gar richtig zu sein. Und die düstere Wolke der unterschlagenen Epilepsie scheuche ich in meiner Euphorie kurzerhand aus meinem Blickfeld. Immer achtloser werfe ich alle guten Vorsätze über Bord und in unserer Begeisterung füreinander planen wir einen gemeinsamen Basketballbesuch, da Stefan noch nie bei einem Spiel der Bayern war, eine Wes-Anderson-Filmnacht infolge meiner Beichte, gelegentlich heimlich auf meinem Badewannenrand zu rauchen, und ich verspreche – da er noch nie in Schweden war –, ihm so bald wie möglich mein Heimatland zu zeigen. Unser Abend findet erst ein Ende, als die Kellnerin uns höflich darauf aufmerksam macht, dass sie schließen wollen, und wir uns vor der Tür verabschieden, nicht jedoch, ohne vorher Telefonnummern ausgetauscht zu haben. Bevor meine innere Panik, wie ich mich denn bloß verabschieden soll, offensichtlich werden kann, beugt sich Stefan zielstrebig zu mir herab und drückt mir links und rechts einen zarten Kuss auf die Mundwinkel. Nicht Wange, nicht Mund, nicht zu freundschaftlich, nicht zu fordernd. Heilige Giraffe, ich könnte vor Freude platzen. Übers ganze Gesicht strahlend, ohne die geringste Absicht, mein Glücksgefühl zu verbergen, laufe ich die Fraunhoferstraße hinunter in Richtung Isar und inhaliere beruhigend die klare und frische Aprilluft. Liebes Leben, du bist ja so wunderbar, möchte ich in die Nacht rufen, während ich die Reichenbachbrücke überquere.

Zu Hause angekommen, gehe ich noch ein paar Schritte mit Maja, ehe ich mit einem Herzschlag bis zu den Ohren im Bett liege und den Abend noch einmal vor meinen geschlossenen Augen vorbeiziehen lasse. Ich traue mich nicht, bloß zu blinzeln, so groß ist die Angst, auch nur eine Sekunde Glück zu verpassen und nicht in meine Erinnerung tief einbrennen zu können. Bevor ich einschlafe, schreibe ich Lena, dass ich verknallt bin. Wie in vielen Freundschaften zwischen Frauen gilt bei uns die unausgesprochene Abmachung, einander nach einer Verabredung zu schreiben, sodass die andere weiß, dass man sicher wieder zu Hause ist. Aufgrund unseres Gespräches vom Vortag überkommt mich das seltsame Bedürfnis, Jakob ebenfalls eine Kurznachricht zu schicken, nachdem er mich in meiner Vorfreude derart ausgebremst hat: »Stefan ist toll. Und von uns beiden bin ganz sicher nicht ich der Träumer.« Jakob antwortet beinahe augenblicklich einfach mit einem lächelnden Smiley. »Was machst du denn noch wach?«, schreibe ich. Keine Antwort. Die alte Nachteule, denke ich. Mein Handy piept erneut. Es ist Stefan: »Du bist toll. Schöne Träume ...«

»Bis bald und schlaf gut ...«, schicke ich noch zurück, ehe mich Peter Pan ins Nimmerland entführt.

5. Kapitel

»Sarah. Es war so schön gestern! Ich muss dich wiedersehen.«

»Ich würde mich auch freuen.«

»Ich meine nicht irgendwann, ich meine so bald wie möglich.«

»Dann schlag einen Tag vor.«

»Heute. Ja?«

»So schnell? Gern! Wollen wir abends zusammen essen?«

»Perfekt. Ich suche ein Restaurant aus. Schick mir deine Adresse. Ich hole dich um 19 Uhr ab.«

»Das klingt gut. Ich freue mich.«

»Und ich mich erst.«

Ich lege mein Handy zur Seite und stoße einen inneren Jubelschrei aus. Ich bin noch gar nicht wirklich bei mir und schon ein zweites Mal mit Stefan verabredet. Ich habe ein Kribbeln im Bauch. Vor Glück und vor Angst. Alles ist so leicht und so perfekt, ich kann das alles kaum begreifen und muss mich selbst kneifen. Noch bevor ich aufstehe, rufe ich Lena an und berichte ausführlich vom Abend und von unserer zweiten Verabredung. Die Vorfreude und das innere Hoch überspielen die Erschöpfung von meinem Anfall, der immer noch nur wenige Tage zurückliegt.

Stefan ist pünktlich. Als ich aus dem Tor meines Vorderhauses trete, lehnt er an seinem schwarzen Golf. Unsicher stehen wir einander gegenüber und wissen nicht wirklich, wie wir uns begrüßen sollen. Wir strahlen uns an und während ich ihn umarmen möchte, versucht er es mit Küsschen auf die Wange, woraus ein skurriler Begrüßungsmix entsteht. Wir fahren zu einem kleinen französischen Restaurant im Glockenbachviertel. Stefan zeigt sich von seiner charmantesten Seite. Hat er gestern mit seiner lässigen Kumpelhaftigkeit gepunktet, überzeugt er mich heute mit seiner Ritterlichkeit. Er öffnet mir die Tür, nimmt mir die Jacke ab, zieht mir den Stuhl zurück. Nicht, dass dies die Attribute sind, die im 21. Jahrhundert in meinen Augen relevant sind bei der Partnerwahl, aber ich kann nicht verleugnen, dass dieses Verhalten, das er mit einer unverkrampften Natürlichkeit ausübt, etwas Einnehmendes hat. Das französische Restaurant ist ein kleiner Familienbetrieb und ähnelt im Stil den charakteristischen kleinen Bistros im Quartier Latin. Mit der unaufdringlichen Einrichtung, der handgeschriebenen Tageskarte auf einer Schiefertafel, den kleinen Teakholztischen, der Käse- wie Patisserieauslage auf dem Tresen und den ruhigen Chansons, die im Hintergrund laufen, überkommt einen das Gefühl, das vor der breiten Fensterfront die Seine fließen könnte. Heimelige Atmosphäre trifft Pariser Chic.

Als Aperitif trinken wir einen Rosé Crémant. »Auf den schönsten Schweden-Import seit Greta Garbo«, stößt Stefan mit mir an. »Du bist verrückt«, antworte ich kopfschüttelnd, aber innerlich tanzend. Wir essen Feigensalat mit gerösteten Walnüssen und Ziegenkäse mit Honig-Dressing als Vorspeise, als Hauptgang folgen für Stefan ein klassischer Coq au Vin und für mich Entenbrust mit Dattel-Honig-Kruste. Wir reden so ungekünstelt miteinander, als würden wir uns schon lange kennen. Wir erzählen von unseren Familien. Stefan ist in München geboren und in Rosenheim aufgewachsen, einer kleinen Stadt ungefähr sechzig Kilometer südöstlich von München am nördlichen Alpenrand. Er hat eine ältere Schwester und seit seiner Kindheit umgibt ihn eine große Liebe zu den Bergen. Diese lebt er beim Mountainbiken, Skifahren und Wandern aus. Ob ich auch gern Bergsport betreibe, möchte er wissen. Ich beichte, dass ich zwar Ski fahren könne, mir aber die letzte Begeisterung fehle. Dass ich wegen der Epi kein Rad fahren darf, unterschlage ich. Und so erzähle ich mit Begeisterung, dass ich allzu gern vor allem im Voralpenland wandern gehe. Stefan ist begeistert und schlägt einen baldigen Ausflug an den nahen Schliersee vor inklusive Almrast. Ich strahle und in meinem Bauch breitet sich nicht nur wegen der köstlichen Ente ein warmes Gefühl aus. Alles, was in meinem Kopf hängen bleibt, ist die Tatsache, dass wir für das kommende Wochenende bereits erneut verabredet sind. Der Kellner fragt, ob wir ein Dessert wünschen. Das Fondant au Chocolat zieht mich in seinen Bann, doch ich bezweifle, dass ich auch nur einen einzigen Bissen herunterbekäme. Ich habe eine Idee. »Meine Eltern haben mir von ihrem letzten Frankreich-Urlaub einen Dessertwein mitgebracht. Mir fehlte bislang die Gelegenheit, ihn zu trinken ... Doch vielleicht nehmen wir zwei Schokoküchlein mit und setzen uns noch zu mir?«

Ohne zu zögern, bestellt Stefan zwei Küchlein und die Besitzerin, die selbst bedient, während ihr Mann kocht, verpackt sie uns liebevoll. Stefan besteht vehement darauf, mich einzuladen. Ich bedanke mich höflich und bin im gleichen Atemzug auch erleichtert. Selbstverständlich hätte ich meinen Teil ebenso bereitwillig gezahlt, doch das hätte aufgrund meiner aktuellen Jobsituation für den Rest des Monats eine ungemeine Geldknappheit bedeutet und ich hätte mich ab dem 20. April wie in Studentenzeiten von Toastbrot und Äpfeln ernähren müssen. Lieber Gott, danke, dass die deutschen Männer so altmodisch sind.

Meine Hände zittern vor Aufregung, als ich die Tür zu meiner Wohnung aufschließe. »Du musst Maja sein«, begrüßt Stefan die kleine Dame, die schwanzwedelnd hinter der Tür auf uns wartet, und beugt sich zu ihr herunter. Neugierig beschnüffelt sie den

Fremdling. Ich gehe in mein Zimmer und stelle das kostbare Paket mit den Fondants au Chocolat ab. Stefan schaut sich um. »Klein, aber wunderschön«, stellt er fest. »Oh mein Gott, du hast wirklich nicht untertrieben bei der Anzahl deiner Bücher. Ich leih mir gern mal welche aus, wenn ich darf.« Ich freue mich: ein Mann, der liest. Ich muss an eine Weisheit meines Vaters denken: »Sarah, gehe niemals mit einem Mann aus, dessen Fernseher größer ist als sein Bücherregal.« Früher habe ich darüber gelacht, heute weiß ich, dass das wirklich häufiger vorkommt, als ich gehofft hätte, und ich weiß, dass es tatsächlich einen Unterschied macht, wenn ein Mann liest.

Ich hole zwei Weingläser aus meiner winzigen Küchennische und öffne den Dessertwein, ein süßlicher Traubenduft strömt mir entgegen. Ich gebe zu, wenn es um Romantik geht, bin ich immer diejenige, die am lautesten schreit, dass ich damit gar nichts anfangen könne und dass mir so etwas auch gar nicht wichtig sei. Und doch, manchmal habe ich so kleine Anwandlungen, die die Romantikerin in mir zum Vorschein bringen. Als meine Eltern im letzten Sommer auf der Durchreise aus Frankreich bei mir Halt machten, brachten sie mir diesen besonderen Wein mit. Immer wieder wollte ich ihn trinken. Doch in mir hegte ich den niemals ausgesprochenen Wunsch, damit zu warten, bis ich ihn mit einem tollen Mann, vielleicht meinem zukünftigen Partner, trinken könnte. Gleiches gilt für eine blaue Zahnbürste, die seit meinem Einzug ein trauriges Dasein in meinem Spiegelschrank fristet. Als ich den ersten Drogeriemarkt-Großeinkauf für meine neue Wohnung tätigte, habe ich sie gekauft, in dem naiven Glauben, dass ja sicherlich bald Männerbesuch bei mir nächtigen würde. Zwar gab es einen sogenannten Winterfreund – ein ungezwungenes und unverbindliches Techtelmechtel mit einem guten Bekannten –, doch für eine eigene Zahnbürste reichte es nicht. Und so wartet die blaue Zahnbürste immer noch darauf, dass ein

Mann sie neben meine pinke Partnerbürste in den Zahnputzbecher stellt.

Die Wahl des Desserts bereuen wir keine Sekunde. Noch einmal kurz aufgewärmt, bringt es uns fast um den Verstand. Im Inneren des Küchleins befindet sich flüssige Schokoladencreme, die im Mund zum Hochgenuss zerfließt. Ein Königreich für französische Schokoladenküchlein! Der süße Wein ergänzt diesen kleinen Schokotraum perfekt. Wir sitzen uns gegenüber und unterm Tisch berühren sich immer wieder unsere Beine. Am liebsten würde ich aufstehen und Stefan küssen. Stefan lächelt mich an. Um Gottes Willen, ob er meine Gedanken lesen kann? Ich schaue errötend zur Seite und erzähle schnell von der alten Schreibmaschine, die ich auf einem Hofflohmarkt erworben habe. Unser Gespräch landet irgendwann bei skandinavischen Serien und ich erzähle von der fantastischen dänischen Politserie *Borgen*. Stefan zeigt sich sofort interessiert und so beschließen wir, ein paar Folgen gemeinsam zu schauen. Da in meiner Wohnung kein Sofa Platz findet, müssen wir uns gemeinsam aufs Bett setzen. Von Crémant und Wein beflügelt, suchen wir die Nähe des anderen und während ich vorsichtig meinen Kopf an Stefans Schulter lehne, legt er zunächst seine Hand auf mein Bein, ehe sie langsam zu wandern beginnt und schließlich meine Hand ergreift. Er umfasst meine Hand mit seiner. Ich hoffe, er hört mein Herz nicht so unglaublich laut schlagen wie ich. Von *Borgen* bekomme ich nichts mit, gut, dass ich die Folgen schon kenne. Alles, was ich spüre und wahrnehme, ist meine Hand in seiner.

Ich werde mitten in der Nacht wach und schrecke hoch. Ich muss meine Medikamente nehmen. Ich schleiche mich ins Bad. Wir müssen beide eingeschlafen sein. Die DVD ist bereits zu Ende und der Bildschirm flackert im Standby-Modus. Ich stelle ihn aus und ziehe mir etwas zum Schlafen an. Stefan lege ich ein T-Shirt hin, für den Fall, dass er aufwacht. Ich schlafe wieder ein. Neben mir höre ich Stefan atmen.

Am Morgen wache ich auf und drehe mich zu Stefan. Er ist bereits wach und drückt mir – vollkommen unerwartet und unangekündigt – einen flüchtigen Kuss auf den Mund. Er trägt das T-Shirt, das ich ihm herausgelegt habe. Ich bin sprachlos. Ehe ich in irgendeiner Form auf den Kuss reagieren kann, verschwindet Stefan im Badezimmer. »Im Spiegelschrank ist eine neue Zahnbürste, die du dir nehmen kannst«, rufe ich hinterher. Als ich später ins Bad komme, steht sie im Zahnbürstenhalter: seine neben meiner.

Bevor Stefan geht, fragt er mich, ob ich nicht abends zum *Tatort*-Schauen zu ihm kommen mag. Ich zögere. »Maja ist natürlich herzlich willkommen. Ich hole euch um sieben ab, dann können wir noch etwas zum Essen bestellen, was denkst du?« Du bist großartig, denke ich, sage jedoch lieber einfach nur zu, anstatt mein Herz zu sehr auf der Zunge zu tragen.

Abends sitzen wir auf Stefans Sofa. Er hat mich mit einem selbstverständlich wirkenden Kuss begrüßt, mein Herz ist beinahe explodiert. Wir essen Thai Curry und schauen *Tatort.* Seine Wohnung ist wunderschön. Sie ist nur zehn Minuten von meiner entfernt und liegt im Dachgeschoss eines Altbaus. Neben einem Schlaf- und einem Wohnzimmer gibt es eine kleine Küche mit angrenzendem Balkon. Kurz schäme ich mich für mein kleines Prinzessinnenreich, bis ich mich umso mehr über diesen Gedanken ärgere. Ich bin eben in der kreativen Branche, da verdient man nicht so viel, zudem stehe ich noch ganz am Anfang. Dafür ist meine Wohnung liebevoll und individuell eingerichtet, während diese hier typisch männlich spartanisch und Ikea-lastig möbliert ist.

Wir sitzen nebeneinander wie geschätzt fünf Millionen andere Paare an jedem Sonntag. Habe ich gerade »Paar« gedacht? Ich kann es mir wirklich vorstellen. Ihn bei mir, mich bei ihm, ihn bei meinen Eltern, mich in Rosenheim und er mit meinen Neffen und der winzigen Emma. Heute muss ich es ihm sagen, denke ich und nehme mir ganz fest vor, ihm von der Epi zu erzählen.

Wie unerwartet und durchdringend die Liebe einen bisweilen überfallen kann. Sie ist wirklich ein wankelmütiges Freudenmädchen, das kann man nicht treffender ausdrücken. Doch gerade scheint sie mir wohlgesonnen. Ich bin über mich selbst erstaunt. Hatten wir gestern nicht erst unser zweites Date? Normalerweise ist es für mich eine höchst komplizierte Geschichte, zum ersten Mal neben einem Mann zu schlafen. Die meisten Anfälle überkommen mich nachts. Sie kommen in der Dunkelheit über mich und schütteln mich und mein Leben durch. Für mich sind sie ein Teil meines Alltags geworden, doch für andere sind sie nicht nur fremd, sondern auch beängstigend. Und für mich ist es intim. Mit einem Mann zu schlafen, ist das eine. Neben ihm zu krampfen und im Zuge dessen einzunässen oder Schlimmeres, das bedarf einer ganz anderen Vertrauensebene. Selbst mein erwähnter Winterfreund durfte nie über Nacht bleiben. Enge Freunde, die im Zweifelsfall wissen, was zu tun ist, und die mir so nahe stehen, dass sie mich in meinem Post-Anfalls-Zustand sehen dürfen – bei denen schlafe ich bisweilen oder sie bei mir, aber Männer, die mich anziehend finden sollen? Dafür hatte ich zu viele unangenehme und schamvolle Erlebnisse. Einmal hatte ich einige Dates mit einem Schweden. Irgendwann kamen wir uns in meiner Wohnung näher. Als wir auf meiner Bettkante saßen und einander an die Wäsche gingen, musste ich es ihm sagen: »Ich habe Epilepsie. Was auch immer gleich passiert, du solltest es vorher wissen.« Gustav habe ich nie wieder gesehen. Er ließ sofort von mir ab, rückte weg und ich blickte in seine angewiderten Augen. Wenn er das gewusst hätte, hätte er sich unter keinen Umständen weiter mit mir getroffen, stieß er hervor. Es sei unverschämt gewesen, es so lange vor ihm zu verheimlichen. Epilepsie – das zerstöre doch jeglichen Sexappeal. Das seien diese Anfälle, eklig sehe das aus. Niemals wieder möchte er auch nur irgendetwas mit mir zu tun haben. Mit diesen Worten verließ er meine Wohnung. Ich brach zusammen.

Stefan ist anders, sage ich mir, denn beim Aufkeimen dieser Erinnerungen zieht sich mein Herz angstvoll zusammen. Ganz anders, wiederhole ich und verdränge alle dunklen Gedankenwolken. Nach dem *Tatort* witzeln wir herum und lachen und ich muss ihm schwedische Sätze beibringen. Von »Hallo« und »Wie geht's dir?« bis hin zu »Du bist so wunderschön«. Stefan wiederholt eifrig: »Du är så jättevacker ... Sarah!«, fügt er hinzu und ich erröte – schon wieder. Dieser Mann macht mich einfach ständig verlegen, ich fühle mich wie ein kleines Mädchen, unsicher und zugleich geborgen in seiner Nähe.

Es wird Zeit, schlafen zu gehen. Als wir im Dunkeln nebeneinander liegen und den Atemgeräuschen des anderen lauschen, unfähig, uns auch nur einen Millimeter zu rühren, aus Angst, den Moment zu zerstören, wage ich es.

»Ich muss dir etwas sagen. Ich habe Epilepsie«, platze ich mit zitternder Stimme heraus.

»Okay ... und was heißt das? Also, ich habe natürlich mal davon gehört, aber ich weiß, ehrlich gesagt, gar nichts darüber.«

Ich erzähle einfach drauflos und rede mir alles von der Seele. Von meinen Anfällen, wie es begann und wie der Status quo ist. Mir ist zum Heulen. Ich weiß nicht, ob ich jetzt unsere Seifenblase zum Platzen gebracht habe oder nicht, ich habe Angst vor seiner Reaktion, ich weiß nicht, was jetzt passiert, und doch ist gleichzeitig dieses beklemmende und erdrückende Gefühl im

Herzen verschwunden, weil ich es ihm noch nicht gesagt hatte, und Erleichterung macht sich breit.

»Hey, Sarah, weinst du?«

»Nein, nein, gar nicht«, lüge ich.

»Hör mal, Sarah, ich weiß gerade nicht, was ich sagen soll, aber das ändert doch jetzt nichts an uns. Du bist doch immer noch dasselbe bezaubernde Schwedenmädchen, das mir schon den Kopf verdreht hat, als es liebenswert tollpatschig vom Barhocker gefallen ist. Ich weiß nicht, was das bedeutet und mit sich bringt, aber ich bin mir sicher, dass du mir das alles erklären kannst und beibringen, was ich zu tun habe als dein ... na ja, vielleicht ja bald Freund?« Jetzt brechen alle Dämme und Freudentränen kullern über meine Wangen. »Bitte nicht weinen, da gibt es keinen Grund zu. Ich will dich nicht unter Druck setzen, aber ich habe das Gefühl, dass es einfach passt mit uns beiden, dass es so sein soll, es fühlt sich seit der ersten Sekunde richtig an. Ich finde alles toll, was du sagst und wie du bist. Du könntest mir Backrezepte aufsagen und ich würde dir immer noch gebannt zuhören. Sarah, ich habe mich in dich verliebt. Und da kann keine Krankheit auf der Welt etwas dran ändern.«

Ich habe ihn noch nie so viel am Stück reden hören, das Quasselstrippen-Dasein ist eigentlich mein Part. Ich bin unfähig zu reden und drücke einfach meinen Kopf an seine Brust. Stefan hält mich fest. Er kann es kaum glauben, dass ich so große Angst hatte, ihm von der Epilepsie zu erzählen.

»So ein Unsinn, als ob das irgendetwas an dir oder meinen Gefühlen zu dir ändert«, wiederholt er immer wieder.

Irgendwann schlafen wir ein.

6. Kapitel

Die nächsten Wochen fliegen an mir vorüber. Stefan und ich sind verliebt und alles auf der Welt scheint so leicht, alles auf der Welt scheint möglich. Wir verbringen Pärchenabende mit Lena und Jan, die sich wie in ihren besten Zeiten abwechselnd streiten und lieben.

Mit Jakob kam es zu einem Streit, nachdem ich ihm berichtet habe, fest mit Stefan zusammen zu sein. Er habe kein gutes Gefühl, es sei alles überstürzt, sagte er. »Nur weil du allein bist«, warf ich ihm vor.

Dafür kommt Mathilda mit ihrer Familie zu Besuch. Daniel nimmt an einem Kongress in München teil und sie reist spontan mit den Kindern mit. Ausschließlich um mich zu sehen, wie sie nicht müde wird zu betonen. Aus purer Neugierde auf Stefan, wie ich nicht müde werde, im Gegenzug zu witzeln.

Am Tag vor ihrer Ankunft klopfe ich an Jakobs Ateliertür. Niemand öffnet. Ich schiebe ihm eine Nachricht unter dem Tor durch. Abends meldet Jakob sich und ich komme vorbei. Jakob habe ebenfalls jemanden kennengelernt, erzählt er mir. Verschwiegen, wie er ist, gibt er wenig preis. Sie heißt Carina und arbeitet in einer Anwaltskanzlei. Ich pfeife anerkennend und frage, wie sie sich kennengelernt hätten. Jakob schweigt.

»Nun sag schon«, entgegne ich. Nichts. »Im Internet? Macht doch nichts.«

»Schlimmer«, lacht Jakob endlich wieder so, wie ich ihn kenne.

»Oh oh, doch nicht bei Tinder?«, hake ich nach und falle in Jakobs bestätigendes Lachen ein. Tinder ist die reduzierteste Form der Partnerbörsen in Zeiten der digitalen Vernetzung. Auf dem Smartphone ploppen Bilder einzelner paarungsbereiter potenzieller Partner in deinem Umkreis auf und frei nach dem Motto »hot or not« verteilst du entweder ein Herz oder ein X. Wenn zwei Nutzer einander mit einem Herz markieren und somit gegenseitiges Interesse signalisieren, erscheint auf deinem Handybildschirm ein leuchtendes »It's a match« und man kann einander private Nachrichten schreiben. Inmitten dieser kurzlebigen Besamungsbörse haben sich bereits zwei Bekannte ernsthaft verliebt. Jetzt also auch Jakob?

»Du benutzt Tinder?«, entfährt es mir.

»Ja. Wieso?«

»Keine Ahnung. Das passt irgendwie gar nicht zu dir. Dieses Suchen und Finden, dieses Oberflächliche.«

»Ich war neugierig. Und dann traf ich Carina. Und dann kam eins zum anderen.«

»So schnell? Das hast du mir noch vorgeworfen, dass alles so schnell geht bei Stefan und mir.«

»Vielleicht habe ich mich geirrt. Ganz ehrlich, Sarah. Freu dich doch einfach für mich. Oder darfst nur du verliebt sein?«

»Nein, natürlich nicht, Jakob. Ich bin nur überrascht. Ich dachte, du würdest mich anrufen, wenn so etwas passiert. Ich fühle mich so, als hättest du mich ausgeschlossen.«

»Jeder ist anders. Ich schaue halt lieber erst einmal für mich. Und jetzt erzähle ich es doch.«

Ich weiß, dass er recht hat, aber irgendetwas gefällt mir so gar nicht daran. Ich fühle mich verärgert und bin stutzig. Immer wieder hat er mir gegenüber betont, dass er noch seine letzte

Beziehung verarbeiten müsse und noch lange nicht bereit für etwas Neues sei. Und dann meldet er sich sogar bei einer Partnerbörse an? Schluss jetzt, denke ich und versuche, mich für ihn zu freuen. Er ist doch sozusagen mein bester Freund geworden. Nach Lena mein erster Ansprechpartner in München, eine enge Bezugsperson. Ich denke an Stefan und mich und schon geht es mir besser. Nun haben wir also beide Partner, Jakob wie ich. Aber ich weiß, dass es nie wieder wird, wie es war. Wir werden nicht ganze Tage in seinem Atelier verbringen und uns alles erzählen. Ich kann ihn nicht weiterhin zu jeder Tages- und Nachtzeit mit meinen Problemchen belästigen und auch er wird sich nicht mehr als Erstes an mich wenden, sondern an diese Carina. Irgendwie widerstrebt mir diese Vorstellung, obgleich ich ja immer wusste, dass es irgendwann einmal so kommen würde.

Am nächsten Tag sind alle Sorgen passé. Ich präsentiere Mathilda, Daniel und den drei Kindern Stefan und wir verbringen den Samstag im Tierpark Hellabrunn. Stefan ist wundervoll mit Mattis und Henrik und erklimmt den gesamten Klettergarten im Zoo mit ihnen. Ich bin ganz verzückt von der kleinen Emma. Ich habe sie das letzte Mal Weihnachten gesehen und es ist einfach beeindruckend, was für Fortschritte kleine Kinder in so einer geringen Zeitspanne machen, was sie lernen, wie sie sich verändern. Oft wünsche ich, ich wäre näher bei ihnen und könnte jeden Schritt verfolgen.

Abends bringt Daniel die Kinder ins Bett, während Mathilda und ich einen Schwesternabend bei mir verbringen. In den letzten Sonnenstrahlen des warmen Frühlingstages sitzen wir auf einer Decke in meinem Innenhof. Ich schwärme von Stefan. Irgendwann platzt es aus mir heraus: »Mathilda, es gibt etwas, das bereitet mir Kopfzerbrechen. Du darfst mit niemandem darüber reden.«

»Aber Harpalt, du kannst mir doch alles sagen, das weißt du.« Ich lächle. »Harpalt«, auf Deutsch Häschen, so hat sie mich schon als Baby genannt.

»Stefan ist unfassbar großartig, es ist, als ob wir uns schon viel länger kennen. Er ist so vertraut. Aber er möchte nicht, dass ich seinen Freunden gegenüber die Epilepsie erwähne. Ich weiß nicht, was ich davon halten soll.«

Mathilda denkt nach und schwenkt leicht ihr Rotweinglas im letzten Licht des lauen Frühlingsabends, ehe sie antwortet: »Hast du denn mit ihm darüber gesprochen und nachgefragt?«

»Nein. Ich war total perplex. Und verletzt. Das wühlte sofort so viele blöde Erinnerungen in mir auf, dass ich mich unfähig fühlte, irgendwie zu reagieren.«

Mathildas besorgter Blick weicht einem warmen und sorgenlindernden Lächeln: »Dann würde ich erst einmal abwarten. Ich verstehe, dass du verletzt bist, es ist auch wirklich merkwürdig, zumal er so offen ist und herzlich und das gar nicht zu ihm passt. Aber sprich mit ihm und versuche, seine Beweggründe zu erfahren. Bestimmt steckt da gar nichts dahinter und du machst dir ganz unnötig so viele Sorgen.« Ich atme auf und umarme meine Schwester. Wie immer hat sie es mit ganz wenigen Sätzen geschafft, eine unsichtbare Klammer, die sich, wenn ich über etwas grüble, mehr und mehr um mein Herz legt, zu lösen.

Den Rest des Abends verbringen wir mit Wein und Gelächter. Für meine Schwester gleicht es einem Mysterium, dass meine Übernachtungspanik bei Stefan von Beginn an wie weggeblasen ist: »So viel Drama bei jedem Mann zuvor, am Ende alles wegen nichts, wie mir scheint. Es musste nur der Richtige kommen.«

Ich beschließe, unmittelbar nach Mathildas Abreise mit Stefan zu reden. Auf dem Weg zu ihm versinke ich in Gedanken. Auch nach zehn Jahren mit der Epilepsie gibt es Bereiche, in denen ich noch weit von einer Art Routine entfernt bin. Dazu zählt alles, was in den Bereich der Partnerschaft fällt. Und alles, was mir das Gefühl vermittelt, dass sich jemand für mich oder meine Erkrankung schämen könnte. Und genau dieses Gefühl überkam mich, als Stefan mich bat, vor seinen Freunden nicht darüber zu reden. Aber wahrscheinlich hat meine Schwester recht und es ist einfach ein Missverständnis.

Als ich die Epilepsie bekam, war ich mit Frederik zusammen. Frederik hingegen sprach einfach gar nicht darüber. Die Diagnose hat er wortlos hingenommen. Ob ihm klar sei, dass die Krankheit mein ganzes Leben verändere? »Hm.« Ob er damit ein Problem habe? Schulterzucken. Bleiben wir trotzdem zusammen? »Hm.« Zugegeben, er sprach allgemein so ziemlich gar nicht. An Frederik muss ich immer denken, wenn ich mich über Männer aufrege oder Heimweh habe und denke, dass in Schweden alles besser ist.

Als ich nach zwei Jahren Beziehung und fast zwei Jahren Epilepsie einwilligte, mit Frederik einen Angelurlaub in Småland zu verbringen, fiel mir auf, dass er noch wirklich nie mit mir über die Epilepsie geredet hatte. Er hatte viele Anfälle miterlebt und sich immer vorbildlich danach um mich gekümmert, aber eine Gefühlsregung konnte ich nie vernehmen. Auch im Urlaub sprach Frederik nur das Nötigste, wobei er selbst definierte, was das Nötigste war. Seine Vorstellung davon war nicht nur himmelweit von der meinen entfernt, beide hatten im Nachhinein betrachtet eigentlich keinen einzigen Schnittpunkt. Und so verbrachten wir geschlagene drei Tage in einem Ruderboot inmitten eines einsamen småländischen Waldsees damit, dass Frederik stoisch die Angelrute auswarf oder justierte und einige wortferne Lautäußerungen tätigte, seine Worte aber ansonsten für Hinweise auf seine Grundbedürfnisse aufsparte, während ich eine Art mündlichen Almanach über die Weltrettung verfasste.

Am dritten Tag redete ich mich in Rage über all sein Schweigen und bombardierte ihn mit meinen Ängsten und Gedanken und beklagte, dass er noch nie etwas zu meiner Epilepsie gesagt habe. Vor allem nicht, wie es für ihn sei, wie er sich damit fühle.

»Ich habe wirklich gedacht, du würdest endlich einmal mit mir über meine Krankheit reden. Du würdest dich ein einziges Mal dazu äußern«, sagte ich schließlich.

»Und ich dachte, du wärst tatsächlich still und die Fische könnten endlich beißen. Nach drei Tagen.«

Ich sagte nichts. Ich sprang über Bord und schwamm ans Land. Abends reisten wir ab, ohne je wieder miteinander ein Wort zu wechseln. Es war nicht seine Schuld, es war nicht meine Schuld. Aber so konnte ich nicht leben, ich brauchte jemanden, der die Epi nicht nur akzeptierte, sondern sich auch mit ihr auseinandersetzte.

Stefan will ich nicht erst nach zwei Jahren zur Rede stellen und bis dahin bedrückende Gedanken in meinem Kopf herumwälzen. Ich stürme sein Treppenhaus hoch. Seine Haustür ist einen Spalt geöffnet, ich finde ihn in der Küche, wo er gedankenverloren in einer Bolognesesoße rührt. Wir begrüßen uns und er schlägt vor, mich ein Weilchen an den kleinen Küchentisch gegenüber seiner Küchenzeile zu setzen und von den letzten Stunden mit Henrik, Mattis und Emma zu berichten, bis das Essen bereit ist. Ich überlege kurz, doch ich bringe es nicht übers Herz. Stattdessen spreche ich meine Sorgen direkt an. Stefan schweigt zunächst.

»Ich weiß es nicht, Sarah. Es ist so ein Gefühl. Ich will nicht, dass dich jemand darüber definiert oder über dich urteilt«, sagt er schließlich bedacht und zupft unsicher an seinem dunklen Dreitagebart.

»Aber ich sage ja nicht: ›Hallo, ich heiße Sarah und ich habe Epilepsie.‹ Ich erwähne es doch nur im Kontext, falls es relevant ist.«

»Ich habe zuvor noch nie über Epilepsie geredet, wieso sollte das zur Sprache kommen?« Ich gehe in mich und überlege, wie ich ihm verdeutlichen könnte, was genau ich meine, und vor allem zu verstehen geben, weshalb mich so eine Abmachung innerlich einschränkt und ein Unwohlsein hervorruft.

»Natürlich werden wir höchstwahrscheinlich nicht konkret über Epilepsie reden, Stefan. Aber meine letzten zehn Lebensjahre waren nun einmal davon geprägt, ob nun teilweise in expliziter oder auch impliziter Weise. Explizit sind die Anfälle, aber es kann ja ums Autofahren gehen oder um Fernreisen. Bei allen Fragen, die sie an mich haben, um mich, deine neue Freundin, kennenzulernen, gibt es tausend Punkte, die nun einmal irgendwie mit meiner Epilepsie zu tun haben.«

Stefans erste Unsicherheit und vorsichtige Wortwahl sind inzwischen einem entnervten Blick gewichen: »Dann lenkst du einfach das Gespräch um. Verdammt, Sarah, du kannst doch gut reden. Ich verstehe nicht, warum du dich so angegriffen fühlst. Und mich nervt es. Ich habe dich um etwas gebeten und verstehe nicht, wieso du da jetzt so ein großes Ding draus machen musst, anstatt meinen Wunsch zu respektieren.«

In meinem Bauch weichen die Enttäuschung und Sorge einem zornigen Gefühl, das immer höher steigt: »Deinen Wunsch? Es ist dein Wunsch, aber er betrifft einzig und allein mich! Ich verstehe nicht, warum du erst große Töne spuckst hinsichtlich meiner Erkrankung und dich dann vor deinen Freunden für mich schämst.«

Stefan schleudert ein Küchenhandtuch in die Ecke: »Verdammt, ich bin echt wütend! Ich schäme mich nicht für dich, wie oft soll ich das denn noch sagen? Aber für mich bist du Sarah. Ich sehe dich nicht in erster Linie als Epileptikerin. Und das soll auch niemand sonst tun. Ich habe keinen Bock, mich dann zu rechtfertigen oder irgendwas zu erklären. Das ist unsere Sache!«

Inzwischen bin ich aufgestanden und stehe im Türrahmen zum Flur: »Du verstehst es nicht! Ich kann doch nicht lügen oder mir etwas ausdenken oder Gespräche umlenken. Das schränkt mich ein, das macht die Erkrankung erst richtig präsent. Natürlich nicht für dich, aber für mich und das ertrage ich nicht. Die ganzen ersten beschissenen Jahre habe ich gelogen und verheimlicht und rumgedruckst und mich versteckt. Und alles, was passierte, war, dass die Scham wuchs und wuchs und mein Selbstwertgefühl irgendwann allein auf Haiti Cocktails trank, während ich vom kleinsten bisschen Alltag überfordert war. Ich gehe jetzt. Ich will dich nie nie nie wiedersehen, du Mistkerl! Ich will überhaupt niemanden mehr sehen!« Ich greife im Gehen nach meiner Tasche und renne hinaus.

»Sarah!«, höre ich Stefan noch rufen. Doch ich will ihn nicht hören. Die Tränen laufen mir übers Gesicht und vermischen sich mit dem strömenden Frühlingsregen. Ich hasse die Welt. Ich hasse Stefan und alle gesunden Menschen und alle Menschen, denen sowieso noch nie etwas Schlimmes passiert ist. Ich finde einfach alles so unglaublich ungerecht. Wenn man schon krank ist, hat man dann nicht ein Vorrecht auf Liebe? Können nicht die Menschen allein oder unglücklich verliebt sein, die gesund sind?

Ich höre erst auf zu rennen, als ich vor Jakobs Tür stehe und klingle. Er ist der Einzige, der mich jetzt trösten und vor allem wieder besänftigen kann. Ich horche. Eine Frauenstimme ruft, dass es geklingelt habe. Ich erschrecke mich und drehe ab. Doch ehe ich gehen kann, öffnet sich die Tür. Jakob blickt mich erstaunt an. Wie gut er ausschaut. Ich vergesse beinahe, weshalb ich hierhergerannt bin. Sein rotblonder Vollbart ist zurechtgestutzt und zum ersten Mal sehe ich ihn in einem sauberen und gebügelten dunkelblauen Hemd und einer heilen Hose. Seit wann hat er überhaupt ein Bügeleisen? Und wo hielt er die ganze Zeit all diese schönen Sachen versteckt? Zu seiner sommerlich hochgekrempelten Chino trägt er neue Stoffschuhe und hat sich die wuscheligen blond gewellten Haare gegelt. Obwohl mir kaum ein anderes Augenpaar so vertraut ist wie seine beiden eisvogelblauen Augen, die auf jeder Linse um zwei winzige orangefarbene Punkte bereichert werden, kommt er mir seltsam fremd vor. Du bist so schön, möchte ich sagen und ihn für immer festhalten. Im Hintergrund ruft eine Frauenstimme: »Jaki, wer ist denn gekommen?« Ich schaue ihn fragend an.

»Sarah, ich habe dir doch gestern erst von Carina erzählt. Wie siehst du aus? Du bist ja klitschnass. Und überhaupt, was machst du hier?« Ich will antworten, mich erklären, doch irgendwie finde ich die Worte nicht oder sie finden mich nicht. »Soll ich euch vorstellen?«

»Uns?«

»Na, Carina und dich.«

»Weiß nicht.«

»Ach komm, sie ist großartig, du wirst sie lieben. Was ist denn mir dir?« Sie ist großartig, äfft meine innere Stimme ihn nach. Jakob ruft, dass ich es bloß sei. Bloß! Aus dem Hintergrund nähert sich eine zierliche kleine Frau, die gekonnt ihre volle, dunkle Lockenpracht zurückwirft. Während sie mir eine ihrer perfekt manikürten Hände zur Begrüßung reicht, legt sie die andere um Jakobs Hüfte.

»Wie schön, dich endlich kennenzulernen, Jaki hat schon so viel von dir erzählt«, flötet die Elfe.

»Hej«, erwidere ich unsicher, »ja, wirklich schön.«

Jakob greift nach ihrer Hand. »Sarah, das ist gerade wirklich ungünstig.«

»Ja, Jaki hat mich mit einem romantischen Abend überrascht.« Lächelnd offenbart Carina ihre makellosen Zähne. Ist denn an dieser Frau gar nichts verkehrt? Oder schief? Und was soll eigentlich dieses »Jaki«? Wenn ich auch nur irgendeinen Kosenamen ihm gegenüber benutzte, warf er mir immer sofort tödliche Blicke zu.

»Ich ruf dich morgen an, Sarah, sorry, aber du kannst hier auch nicht einfach so auftauchen.«

Wir verabschieden uns. In meinem Herzen sticht es, als ich sehe, wie er an ihrer Hand in der Wohnung verschwindet. Ich höre sie noch lachen und reden.

Ich setze mich auf die kleine Holzbank im Hof, die wir letztes Jahr gemeinsam restauriert haben. Ich konnte hier immer einfach auftauchen, wieso sagt er das jetzt? Und seit wann steht er auf solche Frauen? Die kleinen, perfekten, zierlichen. Die Hilfsbedürftigkeit ausstrahlen und immer alles bekommen. Die nur einen niedlichen Augenaufschlag von der Weltherrschaft entfernt sind. Die immer elegant trippeln und niemals trampeln, die nach dem Work-out immer noch grazil schweben, während ich versuche, meine Schweißflecke an eher intimen Körperstellen zu verbergen. Es ist wirklich kein Geschenk der Natur, wenn man ausgerechnet an den inneren Oberschenkeln zu übermäßiger Schweißproduktion neigt.

Wir Frauen über ein Meter siebzig werden nie gefragt, ob man uns den Koffer die Treppe hochtragen soll. Die kleinen zierlichen Elfen werden hingegen direkt sänftengleich mit ihrem Koffer in den fünften Stock befördert. Und wie aufgesetzt sie wirkt! Das passt doch gar nicht zu Jakob. Ich würde ihn auch in seinen fleckigen und aufgetragenen Sachen heiraten, für sie muss er sich ja förmlich verkleiden. Noch nie habe ich ihn so chic gesehen. Sie kann doch nichts dafür, sage ich mir. Und ich will Jakob nicht heiraten, bloß nicht. Wir würden ständig mit unseren Dickköpfen aneinandergeraten und diskutieren. Und beide können doch nichts für Stefan, auf den du eigentlich sauer bist; nichts dafür, dass du gerade die ganze Welt zum Kotzen findest.

Zu Hause starre ich die Decke an. Mein Handy piept. »Sorry«, schreibt Jakob. Du kannst mich auch mal, denke ich. Ihr könnt mich alle mal. Stefan, Jakob. Wie er Carina angeschaut hat. Er kennt sie doch kaum. Hoffentlich schnarcht sie wenigstens oder hat einen haarigen Hintern. Ich ärgere mich immer mehr. Vor allem über mich selbst. Mann, ist doch schön, dass Jakob glücklich ist. Du bist es doch ebenfalls mit Stefan. Ich nehme mir fest vor, wieder glücklich zu sein. Ich habe überreagiert. Und wie kindisch ich weggelaufen bin. Ich schäme mich. Stefan ist seit Wochen einfach nur wunderbar. Und ich überreagiere bei so einer Kleinigkeit derart. Morgen entschuldige ich mich bei ihm und sage seinen Freunden einfach nichts von der Epilepsie. Das ist doch überhaupt keine große Sache. Und es ist doch liebenswert, dass er nicht möchte, dass ich darüber definiert werde. Schließlich will ich das ebenso wenig. Ich werde alle Themen, bei denen es relevant werden könnte, einfach umschiffen. Das ist wirklich nicht zu viel von mir verlangt. Und dass ich wegen Jakob so verletzt bin, ist nur, weil ich mich vorher mit Stefan gestritten habe – mit Jakob selbst hat es gar nichts zu tun. Wie immer in solchen Momenten hilft mir nur ein Gedanke: Morgen ist ein neuer Tag und ein neuer Himmel über München. Heute war vielleicht nicht der beste 18. Mai 2014, der es hätte werden können. Aber morgen, morgen gebe ich alles für einen umso besseren 19. Mai.

7. Kapitel

In dieser Nacht schlafe ich kaum. Immer wieder wache ich auf und wälze mich hin und her. Ich starre die Uhr an und es fühlt sich an, als würde die Dunkelheit die Minuten heute besonders widerwillig aus ihrer Handfläche rinnen lassen. Ich versuche immer wieder, meine Gedanken zu sortieren. In meinem Kopf verquirlen sich die Ereignisse des vorangegangenen Abends zu einer breiigen Masse, die es zusätzlich erschwert, meine wirren Gefühlszustände Stefan oder Jakob zuzuordnen. Mit neuen Situationen hatte ich schon immer zu kämpfen. Die Epilepsie hat dies zusätzlich erschwert. Ich muss immer vorausschauend planen. Unbeschwert ins Blaue hineinzuleben, ist mir unmöglich. Und so führe ich nicht nur einen detaillierten Terminplan, sondern auch ein Anfallstagebuch. Dies ermöglicht es mir, nach einem Anfall die Umstände zu rekonstruieren, die diesen beeinflusst haben könnten. Wie viel Schlaf habe ich bekommen, wie früh musste ich aufstehen und wann bin ich eingeschlafen, habe ich durchschlafen können? Wie hoch war der Stressfaktor des Tages, hat mich irgendein Ereignis aufgewühlt oder niedergeschlagen? Und wie ging es mir zuvor, hatte ich mit den Medikamenten zu kämpfen oder beispielsweise Konzentrationsschwierigkeiten oder Gedankenaussetzer? Habe ich schaffen können, was ich mir für den Tag vorgenommen habe? All diese Punkte gilt es täglich zu beherzigen und vor allem muss ich immer wieder aufs Neue in mich hineinhorchen und genau auf meine Bedürfnisse hören.

Um meinen Körper und meine Seele im Gleichgewicht zu halten und im Zuge dessen die Anfallswahrscheinlichkeit zu minimieren, strukturiere ich also nicht nur meinen Alltag, sondern dokumentiere ihn darüber hinaus in der Retrospektive.

Und so stellt mich jedwede Spontaneität vor eine große Hürde, die es genauestens abzuwägen gilt. Viele meiner Freunde kennen mich nur so und haben akzeptiert, dass ich äußerst ungern mit kurzfristigen Ideen oder Überraschungen konfrontiert werde, auch wenn ihnen die tiefer liegenden Gründe nicht unbedingt bekannt sind. Am behaglichsten ist mir immer dann zumute, wenn gerade keine neuen Umstürze in mein Leben purzeln und es stattdessen dank einer beruhigenden und verlässlichen Konstanz ausgewogen bleibt.

Nach den drei Jahren an der Seite von Matthias kam Anfang letzten Jahres auch in mein Leben wieder ein neuer Frühling, der mich in die Au und gleichsam in Jakobs Arme trieb. Obgleich ich eine unermessliche Traurigkeit über die Trennung empfand, wusste ich, dass ich die einzig richtige Entscheidung getroffen hatte. Nachdem ich eine halbjährige Affäre zwischen Matthias und seiner besten Freundin Lisa-Marie in Berlin aufgedeckt hatte, endete unser gemeinsamer Weg in einer Sackgasse aus Entfremdung, Vorwürfen und Lieblosigkeit. Obgleich wir versuchten, aneinander festzuhalten und aus unseren Fehlern zu lernen und unsere Beziehung wie eine zerbrochene Vase mit Gold zu kitten, um sie noch wertvoller zu gestalten, schafften wir es einfach nicht. Und so trauerte ich aus tiefstem Herzen und vermisste Matthias beim Einschlafen ebenso sehr wie beim Aufwachen. Darüber hinaus dauerte es, bis das Bedürfnis entschwand, ihm tausend Kleinigkeiten am Tag mitteilen zu wollen.

Das letzte Jahr verbrachte ich damit, meinen Alltag neu zu modellieren. Allein zu leben, ist auch in Bezug auf die Epilepsie eine starke Umgewöhnung. Vor den ersten Anfällen, bei denen ich wieder ganz auf mich gestellt sein würde, bangte mir sehr und ich hatte mit immenser Bedrückung und auch kleinen Panikattacken zu kämpfen. Ich hatte Angst, dass es niemand merken könnte, wenn mir etwas zustieße, dass es dauerte, bis jemand mich vermisste oder ihm auffiele, dass etwas nicht stimmen könnte. Mithilfe von Lena, Jakob und Doktor Hagen gelang es mir, ein neues, ausgefeiltes Notfallsystem aufzustellen. Heute ist es für mich wieder das Normalste der Welt, während und nach meinen Anfällen zunächst allein zu sein und auf mein neues System zu vertrauen.

Auch die jetzigen Ängste führe ich größtenteils auf meine Furcht vor Veränderungen zurück. Wie wird es mit Stefan werden? Wie wird er auf Anfälle reagieren? Inwieweit kann ich ihn in mein Hilfesystem einbinden, wann werde ich für ihn zur Belastung? Unsere Liebe ist so frisch und so groß, ihre Schönheit hat zwar die Lebenszeit einer Seifenblase überschritten, aber jetzt? Unser erster Streit, wann folgt der erste Anfall? Und was ist, wenn Jakob immer mehr in seiner neuen Beziehung mit Carina verschwindet? Vor allem Männer tauchen bei neuen Beziehungen gern ab und entfernen sich von guten Freundinnen – ob nun der eifersüchtigen neuen Partnerin wegen oder weil diese nun alle Aufgaben übernimmt, die Männer zuvor ihren guten Freundinnen aufgeladen haben. Ich habe Angst, Jakob zu verlieren. Und die Beziehung mit Stefan ist noch immer äußerst fragil, sie musste noch kaum Belastungen standhalten. Doch wie bei allen meinen Beziehungen schwebt von Beginn an das Damoklesschwert namens Epilepsie über uns. Wir können uns nicht völlig unbeschwert unseren Gefühlen hingeben und alles um uns vergessen. Vom ersten Moment an wusste ich, dass ich es ihm sagen musste, und die Angst davor begleitete mich. Und nun begleiten mich in gleicher Weise die Angst vor dem ersten Anfall und die Frage, wie sich unsere Beziehung danach entwickelt. Schließlich kann es auch die Sexualität beeinflussen. Ein Anfall ist nicht wirklich das, was ich als sexy einstufen würde. Manche Frauen haben Angst davor, sich zum ersten Mal ungeschminkt ihrem neuen Partner zu präsentieren, oder trauen sich auch nach Jahren nicht, vor diesem zu pinkeln. Bei einem Anfall verliere ich die Kontrolle über meinen gesamten Körper, über meinen Geist und mein Leben. Ich wirke fremd und verzerrt, wie in einer anderen Welt, niemand kann zu mir durchdringen. Es kann auch beängstigend wirken, es ist ja nichts, was man alltäglich zu Gesicht bekommt. Nach einem Anfall zeige ich mich vollkommen hilflos, ich muss getragen werden und kann nur mithilfe eines Strohhalmes trinken, ich nässe ein – meiner Meinung nach eine Eigenschaft aus der Tiefkühlabteilung der Erotik. Und zugegeben, einen Mann mit einer Vorliebe für Urinspiele wünsche ich mir auch nicht.

Als ich herausfand, dass Matthias mich betrogen hatte, quälte mich besonders die Frage, ob es etwas mit der Epilepsie zu tun haben könnte. Er verneinte dies bis zum Schluss, doch ich komme nicht umhin, mich bisweilen bei dem Gedanken zu erwischen, dass die Anfälle über die Zeit vielleicht ja doch jeglichen Sexappeal, den ich einst für ihn besessen hatte, ausgelöscht haben könnten. Eine ehrliche Antwort werde ich nie bekommen, ich kann nur mehr und mehr lernen, mit der Frage zu leben.

Irgendwann muss ich doch wieder eingeschlafen sein. Ich wache erst auf, als mein Wecker mich zur Tabletteneinnahme ermahnt. Ich schreibe Jakob, dass es mir leid tue, einfach so bei ihm aufgetaucht zu sein, und wir verabreden uns für einen Kaffee in den nächsten Tagen. Dann nehme ich all meinen Mut zusammen und rufe Stefan an, der direkt abnimmt und erleichtert klingt. Er möchte nach der Arbeit zu mir kommen.

Ich widme mich meiner aktuellen Übersetzung einer schwedischen Studie über ressourcenarme Gartenpflege. Ich brauche dringend mehr Aufträge. Ich bin dreißig und hangle mich von einem Monatsersten zum nächsten, teilweise brauche ich wieder Finanzspritzen meiner Eltern – und das trotz eines akademischen Abschlusses, das kann einfach kein Dauerzustand bleiben.

Bedienungsanleitungen übersetzen – das ist sowieso nicht das, was ich mir für meine Zukunft vorstelle. Ich möchte viel lieber aktiv im Kulturbetrieb mitwirken: Ausstellungen gestalten oder kulturelle Veranstaltungen organisieren; anderen Menschen Kultur und Bücher näherbringen, die nicht die innere Nähe zu den schönen Künsten haben wie ich. Ich möchte auf diese Weise das Leben anderer Menschen bereichern und der Gesellschaft etwas geben. Leider ist der Arbeitsmarkt in diesem Bereich nicht gerade berauschend und für einen behinderten Menschen noch weniger.

Nach meinem Abschluss vor einem halben Jahr war ich von einer gewissen Naivität getragen, dass ich mit meinem tollen Zeugnis sicher bald etwas finden und aufgrund meines offenen Umgangs mit der Epilepsie doch niemand ein Problem mit meiner Erkrankung haben würde. Doch die Jobsuche wurde nach langer Zeit zu einem neuen »Ersten Mal«. Erste Male mit der Epilepsie gibt es vor allem zu Beginn von etwas Neuem. Erste Anfälle, erste Anfälle in der Öffentlichkeit, erste Krankenhausaufenthalte, erste Stürze, aber auch erste Veränderungen des Privatlebens, erste Dates. Dann kam mein Studium, ein neues »Erstes Mal«, ebenso wie die erste Beziehung mit Epilepsie. Am Ende meines Studiums war die Epilepsie zu einem kaum merklichen natürlichen Bestandteil geworden, die Professoren waren aufgeklärt und Routine ersetzte die Kämpfe für Gleichberechtigung und

Nachteilsausgleich, die ich zu Beginn hatte führen müssen. Am Ende meines Studiums wurde mir jedoch noch einmal bewusst, wie hart ich mir diesen Unialltag mit der Epilepsie hatte erarbeiten müssen. Wenn ich Bekannten oder einigen Familienfreunden und entfernten Verwandten, die meine Kämpfe nie so nah miterlebten, voller Stolz erzählte, dass ich meine Magisterarbeit schreibe und bald fertig sei, traf mich immer wieder die Reaktion: »Ach, wirst du tatsächlich endlich mal fertig? Wird ja auch wirklich Zeit.« Obwohl ich mir in dieser Hinsicht mehr oder minder freiwillig einen Schildkrötenpanzer wachsen ließ, bohrten sich die Pfeilspitzen solcher Aussagen doch irgendwo in die Stellen ungeschützten Fleisches. Ich bin und war mir selbst in diesen Momenten bewusst, dass solche Aussagen nicht böse gemeint sind, aber sie zeugen doch von einer unheimlichen Ignoranz und vor allem Kurzsichtigkeit. Und dennoch spornen gerade diese Menschen mich an, niemals aufzugeben und trotz aller Hindernisse weiter aufrecht und mutig meinen Weg zu gehen.

Dass diese Bemerkungen dennoch sitzen, liegt daran, dass ich selbst so fürchterlich selbstkritisch bin. Ich hinterfrage jeden meiner Gedanken, jeden Schritt, ich habe das chronische Gefühl, nicht zu genügen, nicht gut genug zu sein. Vor allem meinen guten Freund Jakob regt das immer wieder auf. Er versteht meine komplizierten Gedankengänge nicht und noch weniger, weshalb ich mir alles so sehr zu Herzen nehme. Er nimmt mich so an, wie ich bin. Weshalb es für ihn unvorstellbar ist, dass ich das nicht ebenso kann.

Leider ist es in einer Gesellschaft, die nach Makellosigkeit und Perfektion und vor allem Funktionierbarkeit giert, nicht unbedingt leicht, trotz Epilepsie nach großen Zielen zu streben. Und so waren im Laufe meines Studiums stupide Wiederholungen von Kursen, an dessen Prüfungstagen ich einen Anfall hatte, keine Seltenheit. Bat ich Professoren um eine Nachprüfung, hörte ich in der Regel Sätze wie: »Wenn Sie am Prüfungstag fehlen, die Gründe hierfür sind mir gleich, dann müssen Sie den ganzen Kurs noch einmal absolvieren. Wenn Sie den akademischen Anforderungen nicht gewachsen sind, suchen Sie sich doch etwas, was Ihrer Behinderung angemessen ist. Es gibt sehr schöne einfache Berufe für Menschen wie Sie.« Da es in meinem Magisterstudium stets Anwesenheitspflicht gab, wurde es auch zu einer Gewohnheit, Kurse, in denen ich mehr als zweimal fehlte, zu wiederholen. Nicht selten war ich drauf und dran, alles hinzuwerfen. Doch am Ende war aufgeben nie eine Option. Von daher hieß es: fluchen wie ein nordischer Seemann, aufstehen, abklopfen, weiter kämpfen.

Gegenteilige Reaktionen habe ich bei Menschen erlebt, die darum wissen, dass es eben leider nicht selbstverständlich ist, mit einer Epilepsie nach den gleichen Zielen zu streben wie andere. Nicht, weil es nicht möglich ist, sondern weil die Gesellschaft in weiten Teilen dies nicht zulässt. Und so platzte nach meinem Abschluss meine Neurologin beinahe vor Stolz, als ich ihr meinen Hochschulabschluss präsentierte. Ich habe bei meinen Krankenhausaufenthalten viele Epileptiker getroffen, die ihre Träume begraben haben, obwohl sie sicherlich genauso gute Juristen, Manager, Verkäufer, Gärtner, Lehrer oder Journalisten geworden wären wie andere. Zugegeben, beim Piloten oder Herzchirurgen wird es dann eng für uns Zappler. Doch diese Erfahrungen zeigten mir immer wieder, welch unsagbares Glück ich habe, dass mein Umfeld heute aus Menschen besteht, die mich immer wieder ermutigen und dabei unterstützen, trotz aller Einschränkungen und Sonderbedürfnisse meine Träume einzufordern.

Nach meinem Umzug nach München hatte ich eine Werkstudententätigkeit in einem literarischen Online-Start-up aufgenommen. Nachdem ich zuvor bei anderen Bewerbungen immer wieder abgelehnt worden war, ging ich auch in diesem

Bewerbungsgespräch offensiv mit meiner Epilepsie um. Die Reaktion war unglaublich. Das ganze Team stand vom ersten Tag an hinter mir und stärkte mir immer wieder den Rücken, wenn ich an anderer Stelle auf Ablehnung stieß und nachdenklicher als sonst meiner Arbeit nachging. Selten habe ich eine derartige berufliche Anerkennung und Unterstützung auf professioneller Ebene kennengelernt. Sicherlich hatte ich aufgrund meiner Anfallsserien mehr Fehltage als andere Kollegen und vor allem die Unberechenbarkeit der Anfälle barg ein stetes Risiko für kurzfristige Ausfälle, doch ich wurde aufgrund meiner Qualität und meines geistigen Könnens stets geschätzt, gefördert und mir wurde mit Verständnis begegnet. Ich will schließlich ebenso wie andere Betroffene kein Mitleid und keine Sonderstellung, wir wollen lediglich, dass uns unsere chronische Erkrankung und Behinderung, an der wir keinerlei Schuld tragen, nicht zum Nachteil ausgelegt werden.

Am Nachmittag gehe ich zum Metzger in meiner Nachbarschaft, der frischen Hirsch im Angebot hat. Des hohen Preises wegen entscheide ich mich, am Abend ein Risotto zuzubereiten, das mit geringem Fleischanteil auskommt. Mit Gewissheit bin ich nicht die begabteste Köchin unter der Sonne, doch ich genieße es ungemein, einem Menschen, den ich gern habe, meine Zuneigung dadurch auszudrücken, dass ich ihn verwöhne. Da ich zwar eine Frau vieler, jedoch nicht wirklich großer Worte bin, mir einerseits typisch romantische Gesten weniger liegen und andererseits meine nordische Romantik mitunter nicht einmal als solche vernommen wird, ist das Bekochen eines Mannes eine verlässliche Angelegenheit, um meine Zuneigung zu demonstrieren.

Stefan ist begeistert und hört mit der Lobhudelei über das Hirschrisotto mit Tomaten und Pfifferlingen sowie Preiselbeeren gar nicht mehr auf. Über unseren Streit verlieren wir kein Wort mehr, doch als wir im Bett liegen, sagt Stefan ins Dunkle hinein, dass er mich lieb habe mit allem, was zu mir gehöre, und ich das nicht vergessen solle. Ich lächle selig in mich hinein. Mit meiner Hand nestle ich an seinem Ohrläppchen herum, während ich mit dem Kopf auf seiner Brust liege.

Als ich klein war, hat meine schwedische Oma Mormor immer gesagt, dass man Männern mit schmalen Lippen nicht trauen könne. Lena hat das immer für völligen Quatsch abgetan und gesagt, dass vielmehr die mit den angewachsenen Ohrläppchen die seien, vor denen man sich in Acht nehmen müsse. Stefans Ohrläppchen sind weich und nicht angewachsen. Schmale Lippen hat er auch nicht. Und erfreulicherweise stört er sich nicht an meiner ständigen Ohrnestelei zum Einschlafen. Matthias konnte das gar nicht leiden, er wollte immer bloß so viel Platz wie möglich für sich haben. Heute war wirklich der allerbeste 19. Mai 2014, Sarah, das hast du gut hinbekommen, ist das Letzte, was ich vorm Einschlafen denke.

8. Kapitel

Nach zwei Tagen akribischer Vorbereitung, inwieweit der schwedisch-deutsche Übersetzungsmarkt ausbaufähig ist, mache ich mich auf den Weg zu meinem Chef, dem Besitzer der Übersetzungsagentur, bei dem ich einen Termin habe.

Zunächst muss ich ewig im schäbigen Großraumbüro seiner Angestellten im Bahnhofsviertel warten. Wirre Trennwände selektieren die hauptsächlich arabischsprachigen oder asiatischen Übersetzer nach ihren Sprachräumen und das bunte Stimmengewirr würde mir die nötige Konzentration zum Arbeiten nehmen. Als der kleine, untersetzte Halbglatzkopf, dessen Krawatten grundsätzlich zu lang und Hosenbeine zu kurz sind, mich endlich unter tausend Stresslevelbekundigungen zu sich bittet, läuft alles genau so, wie ich es mir eben nicht vorgestellt habe. Schlimmer noch, ehe ich meine sorgsam zusammengehorteten Analysen über das Ausschöpfungspotenzial schwedischer Schriftstücke und ihre immense Bedeutung für deutschsprachige Weltbürger in aller Tiefe eruieren und ihm leicht aufgebauscht anpreisen kann, werde ich unterbrochen, was mich bereits vollkommen aus dem Konzept wirft. Widerstand war nicht mit einberechnet und ich hasse es, wenn ein Plan nicht funktioniert. Stattdessen wird mir kurz und knapp gekündigt. Nach ersten Überredungsversuchen, die allesamt abgeschmettert werden, versuche ich es mit einem hilflosen Bambi-Blick, der ebenso wenig Erfolg hat. Dann erstarre ich kurzzeitig und suche in meinem Kopf verzweifelt nach einem Plan B, ehe ich aufhorche und mich die despektierlichen Ausführungen meines – nun ehemaligen – Chefs über die Unbedeutsamkeit der schwedischen Sprache für den globalen, ja selbst den deutschen Markt derart in Rage versetzen, dass ich bei der Bemerkung, dass sie auch sehr eigenartig klinge, einer Furie gleich und meinem nordischen Temperament so gar nicht entsprechend lauthals mein Sortiment an schwedischen Schimpfworten ausschöpfe: »Und fy fan – zum Teufel –, lernen Sie erst einmal hochdeutsch, Sie aufgeblasener alter bayerischer Skitstövel – Scheißstiefel!« Ich verlasse das Büro erhobenen Hauptes. Als mir auffällt, dass ich Maja vergessen habe, kehre ich um, versuche mich an einem garstigen Blick, der mir schätzungsweise weniger gelingt, und brülle mit dem Hund unterm Arm noch einmal zum Abschied: »Dra åt helvete – fahr doch zum Teufel –, din jävla dumskalle – du verdammter Dummkopf! Und das kannst du dir jetzt ganz allein übersetzen!«, was ich mit einem akzentuierenden Türknall unterstreiche.

Geradezu überraschend erleichtert atme ich vor dem Büro tief durch. Der Job diente allein dem Geldverdienen und hielt mich zudem davon ab, mich wirklich zukunftsorientiert zu bewerben oder zumindest einmal ein berufliches Konzept zu skizzieren. Wenn mir ein wirklich tolles Angebot auffiel, bewarb ich mich, doch die letzte Initiative fehlte, zu bequem hatte ich es mir mit meinen Übersetzungen eingerichtet. Doch nun? Ich rufe meine Mutter an, die meine Erleichterung leider nicht teilen kann, sondern mich mit einem Fragenkatalog zu den praktischen Aspekten des Lebens überhäuft.

Zu Hause durchforste ich das Internet nach Alternativen und rufe in anderen Übersetzungsbüros an, die aber keine Stellen haben oder noch minimalere Kapazitäten als mein ehemaliger Arbeitgeber. Ich muss zum Arbeitsamt. Und das kein ganzes Jahr nach meinem Abschluss, na großartig. Ich schaue nach den

Öffnungszeiten, bekomme telefonisch sogar einen kurzfristigen Termin für den nächsten Tag und beginne schon einmal, meine Unterlagen zusammenzusuchen und sie beim Copyshop gegenüber zu vervielfachen oder einzuscannen.

Am Abend treffe ich mich mit Lena zum Pizzaessen und einem abschließenden Ingwer-Cocktail in der Robinson Bar, ehe ich mich zu Stefan ins Bett kuschle.

Abgesehen vom Abend unseres Streits übernachten wir mittlerweile nahezu täglich beieinander, ein ebenso schönes wie erschreckendes Gefühl. Ich bin nicht sonderlich gesprächig und froh, dass Stefan mich gewähren lässt. Von dem Aufruhr des Tages berichte ich ihm kurz und knapp und verspreche, ihn auf dem Laufenden zu halten. Ob er sich Sorgen machen müsse? Ach, so ein Quatsch, ich kam immer irgendwie zurecht und habe schon deutlich schwierigere Phasen überwinden müssen. Dennoch hält mich die ungewisse Zukunft noch eine ganze Weile wach, während Stefan gleichmäßig neben mir atmet. Zumindest um die Liebe muss ich mir derzeit wohl doch keine Sorgen machen.

Im Arbeitsamt muss ich überraschend kurz warten. Eine ältere Dame nimmt meine Daten in den Computer auf und ich gebe brav Auskunft über meine bisherige Situation. Trotz meiner Tätigkeit als freie Übersetzerin offenbaren sich meine Einnahmen als äußerst gering und am Ende blickt die Sachbearbeiterin über ihre schmalen Brillenränder, setzt eine ernste Miene auf und sagt: »Frau Bischof, ich muss Sie ans Jobcenter überweisen, Ihre Ansprüche reichen nur für Hartz IV aus.« Sie erklärt mir mühevoll die verschiedenen Verfahren und empfiehlt mir, die Anträge auszudrucken und bereits ausgefüllt mitzunehmen, um unnötige Zusatztermine zu vermeiden. Auch für die Jobvermittlung ist das Jobcenter zuständig.

Leicht frustriert mache ich mich daheim an die Arbeit und steige in die Formalitäten der deutschen Arbeitsbehörden ein. Zwar verfüge ich über ein verstörendes Faible für Formulare, doch das Ausmaß des Hartz-IV-Antrages inklusive seiner gefühlt 37 Anhänge, die es ebenso auszufüllen gilt, überschreitet sämtliche Grenzen meiner obskuren Vorliebe.

Zu meinem Ersttermin im Jobcenter bringe ich sämtliche Unterlagen und Dokumente mit. Die Sachbearbeiterin Frau Zimmermann schaut mich zur Begrüßung nicht einmal an, sondern geht direkt mit roboterartiger Gleichmäßigkeit die Fragebögen durch. Stolz reiche ich ihr auch mein Einser-Zeugnis der LMU München. Frau Zimmermann wird unerwartet hektisch und wühlt sich noch einmal durch meinen Papierstapel, schaut schließlich prüfend in den PC, ehe sie mich mit strenger Stimme über den Schreibtisch hinweg fragt: »Sie haben aber lange für Ihr Studium gebraucht, das werden mögliche Arbeitgeber eventuell negativ registrieren, Frau Bischof. Gibt es dafür eine Erklärung?« Ich bin überrascht und fühle mich auch ein wenig gekränkt. Bei all den gesundheitlichen Hochs und Tiefs dachte ich, dass am Ende meine Zweisprachigkeit zählt oder meine sehr guten Noten ins Gewicht fallen, meinetwegen auch meine Zusatzqualifikation als Kulturmanagerin. Ich will mir nichts anmerken lassen und probiere, die Situation aufzulockern: »Ich fand es witzig, erst mit dreißig Geld zu verdienen, und außerdem sind die Professoren in Literaturwissenschaften so süß.« Frau Zimmermann ist nicht zum Spaßen zumute und sie rümpft stattdessen pikiert ihre Nase und verweist mich auf die Ernsthaftigkeit dieses Unterfangens. Oh Mann, denke ich, das ist so eine Frau, die wirklich für keinen Spaß zu haben ist. Bestimmt nahm sie bereits in ihren Zwanzigern den Geschlechtsakt weitestgehend teilnahmslos hin bis auf Kommentare wie

»Schatz, du liegst auf meinen Haaren« oder »Das Licht ist noch an«. Ich passe mich dem Ton unseres Gespräches an und frage sie nach ihrer gründlichen Sichtung meiner Papiere – die eine umfangreiche Blanklegung aller Intimitäten beinhalten –, wie lange ich denn ihrer fachlichen Meinung nach für mein Studium unter Berücksichtigung meiner chronischen Erkrankung hätte brauchen dürfen. Leicht geniert wühlt sich die Dame durch die Stapel vor ihr, ehe sie meinen Schwerbehindertenausweis in der Hand hält und sich nuschelnd entschuldigt: »Dann muss ich Sie ja eh an eine andere Stelle verweisen, wir sind hier bei den Akademikern.«

»Ich bin doch aber Akademikerin, oder ist Ihnen das auch entgangen?«, entgegne ich leicht unwirsch und setze mich aufrechter hin.

»Nein. Aber Sie müssen zu einem Rehabilitationsbeauftragten.«

»Wieso das denn?«

»Weil Sie ... also wegen ... nun, Sie haben mich doch gerade darauf hingewiesen!«

»Weil ich behindert bin?« Ich zwinge sie, mir direkt in die Augen zu schauen. Schließlich bringt sie ein leises Ja hervor. »Aber ich bin dennoch Akademikerin, oder schließt sich das neuerdings aus? Meine Qualifikationen sind doch dadurch nicht weniger wertvoll und meine Fähigkeiten als Literaturwissenschaftlerin sind in keiner Weise eingeschränkt.«

»Sie werden doch Einschränkungen haben?«

Ihr unterstellender Ton erbost mich: »Das kommt darauf an. Wie oft vergeben Sie Tätigkeiten mit Schusswaffengebrauch?«

»Frau Bischof, es ist doch wichtig, dass wir auf Leute wie Sie vorbereitet sind.«

»Auf Leute wie mich? Literaturwissenschaftler, Blondinen oder Behinderte?«

Frau Zimmermann rutscht leicht verunsichert auf ihrem Stuhl hin und her: »Nun ja, Menschen mit besonderen Fähigkeiten.«

»Oh, das klingt ja chic. Meinen Sie, ich sollte meine Krampfanfälle eher unter Interessen oder unter besondere Qualifikationen im Lebenslauf anführen?« Ich würde mir so gern auf die Zunge beißen, doch mein Sarkasmus führt ein Eigenleben und der Zug mit Frau Zimmermann ist eh schon abgefahren.

»Frau Bischof, beruhigen Sie sich. Aufregung ist für Menschen wie Sie doch besonders ungesund. Nicht, dass Sie mir hier noch vom Stuhl kippen.«

Ich stutze: »Ich dachte, Sie sind auf Menschen mit besonderen Fähigkeiten wie mich vorbereitet. Aber vorführen darf ich sie nicht, ja?«

Frau Zimmermann atmet laut durch, ehe sie sich zusammennimmt: »Hören Sie, auch wenn Sie bei der besonderen Stelle sind, werden Sie trotzdem Zugang zu den gleichen ausgeschriebenen Stellen haben. Aber Ihre besonderen Bedürfnisse können dort berücksichtigt werden und mithilfe Ihrer Beauftragten und unseren speziellen Angeboten können wir gemeinsam an Ihren Handicaps arbeiten.« An meinen Handicaps arbeiten? Nun reicht es mir langsam. Wie können Menschen, die weder mich noch meine Krankheitsgeschichte kennen, derart über mich urteilen und mich in Schubladen stecken?

»Oh«, erwidere ich, »umfassen die Angebote gehirnchirurgische Eingriffe oder verfügen Sie über besondere antiepileptische Medikamente, die meine Ärzte mir bislang vorenthalten haben?«

»Fühlen Sie sich doch bitte nicht gleich angegriffen«, Frau Zimmermann wirkt langsam verzweifelt, »wir meinen es nur gut mit Ihnen. Wir möchten Sie wieder in das Arbeitsleben eingliedern.« Sie hat wirklich ein Talent, ihre vorangegangenen Aussagen noch an Dämlichkeit zu übertreffen.

Dennoch zwinge ich mich, konstruktivere Antworten zu geben: »Hören Sie. Das ist alles ganz lieb gemeint. Nur wurde ich nie ausgegliedert. Mir wurde gekündigt. Aber nicht wegen der Epilepsie, meine Stelle wurde gewissermaßen schlichtweg gestrichen. Ich möchte einfach nur zur Überbrückung finanziell das bekommen, was mir zusteht, und Zugang zum Bewerberportal haben. So wie jeder andere Arbeitslose.«

»Aber hören Sie. Sie sind nun einmal ein spezieller Fall. Wir haben Richtlinien und Vorschriften und deshalb gebe ich Ihnen nun einen Termin bei Ihrer Beauftragten Frau Schwenk und mit ihr besprechen Sie alles Weitere.«

Ich gebe auf. Ich hoffe, Frau Zimmermann gewinnt den diesjährigen internen Richtlinienpreis.

Mit einem Terminzettel für die extern gelegene »Stelle für berufliche Rehabilitation« und einem Flyer begebe ich mich frustriert auf den Heimweg. Der Flyer wirbt für einen nationalen Aktionsplan und endet damit, dass sie mich im Falle der Unmöglichkeit meiner beruflichen Eingliederung alternativ auf eine Beschäftigung in einer Werkstatt für Behinderte vorbereiten können. Von Akademikern ist nirgends die Rede. Stattdessen wird von »einfach teilhaben« oder »leichten Tätigkeiten im Rahmen des Möglichen« und »nicht überfordern« gesprochen. Liebes Deutschland im 21. Jahrhundert, ist das dein Ernst? Die Gesellschaft muss doch erkannt haben, dass Behinderungen nicht zwingend mit geistigen Einschränkungen einhergehen. Und mehr als genug Leute beweisen doch Tag um Tag in der Öffentlichkeit, dass geistige Einschränkungen nichts mit einer Behinderung zu tun haben müssen. Es sollte doch alltäglich sein, dass sich behinderte Menschen auf dem Arbeitsmarkt behaupten können. »Für mehr Infos auch in einfacher Sprache rufen Sie unsere Webseite auf.« Ich kann den Termin kaum erwarten.

Während Mathilda am Telefon kaum aus dem Lachen herauskommt und angesichts dieser Skurrilität beinahe Emma fallen lässt, versteht Stefan am Abend weder, weshalb ich mich aufrege, noch, weshalb ich gleichzeitig so herzhaft darüber lachen kann.

»Liebling. Ich finde es einfach furchtbar, dass ich den Stempel ›behindert‹ aufgedrückt bekomme und dann in eine Abteilung abgeschoben werde, die mich rehabilitieren soll«, versuche ich mich zu erklären.

»Sarah, nun warte doch erst einmal ab. Wenn deine Beauftragte dich kennenlernt, wird sie dich individuell beurteilen und dann war die ganze Aufregung umsonst.«

Ich weiß ja, was er meint und dass hinter vielen Dingen eine gute Absicht steckt. Doch häufig im Leben bedeutet gut gemeint nicht gleich gut gemacht. Und ich bezweifle, dass dieses Schubladendenken alle mit Humor nehmen können: »Stefan, was meinst du, wie das auf andere Menschen in meiner Situation wirkt. Vielleicht sind sie nicht so ein optimistischer Knallkopf wie ich, der wahrscheinlich zu oft an der Tanksäule gerochen hat, und sie haben nicht so ein Selbstbewusstsein, sie haben nicht den familiären Hintergrund wie ich. Ich weiß, dass meine Eltern mich immer auffangen würden. Ich weiß, dass ich niemals auf mich gestellt wäre. Und ich weiß, dass ich in jeder Sekunde bei meiner Schwester und Daniel einziehen könnte und, wenn es sein muss, bis an mein Lebensende dort bleiben. Was meinst du, wie es anderen geht, die eh eingeschüchtert und von Zukunfts- und Existenzängsten geplagt sind. Sie hoffen dort auf Unterstützung und nicht auf entmündigende Hilfe, sie wollen keinen Stempel aufgedrückt bekommen und sie wollen selbst entscheiden dürfen, ob sie an einem speziellen Rehabilitationsprogramm teilnehmen oder nicht.«

Stefan geht in sich. Nachdem er eine Weile aus dem Fenster gestarrt hat, gibt er sich nachdenklicher: »Hm, vielleicht hast du recht. Ich muss zugeben, dass ich mir, bevor ich dich kannte, nie Gedanken um so etwas gemacht habe. Ich habe immer gedacht, dass Behinderte es heutzutage echt gut haben.«

Ich seufze. »Gut haben ist ja relativ. Sicherlich haben wir es besser als noch vor vierzig Jahren oder besser als in einem sehr armen Land, aber das heißt ja nicht, dass wir uns damit zufrieden geben müssen.«

Stefan beschwichtigt mich: »Ich weiß. Das sollst du auch nicht. Und ich finde es toll, wie sehr du dich für diese Themen engagierst, auch im Interesse von anderen. Und vor allem, wie vielen Menschen du die Augen öffnest. Bevor ich dich kannte, habe ich selbst nicht die leiseste Ahnung von Epilepsie gehabt und von den Problemen und Vorurteilen, denen chronisch Kranke und Behinderte im Alltag ausgesetzt sind. Vielleicht hatte ich sogar irgendwo in mir drin selbst versteckte Vorurteile. Und definitiv habe ich mich nie mit Inklusion oder Gleichstellung beschäftigt. Das geht bestimmt vielen so, die deinen Weg kreuzen und denen du die Augen öffnest und sie zum Nachdenken anregst. Das ist toll.«

Ich verziehe den Mund und lege meinen Kopf auf Stefans Schulter: »Ja, mag ja sein. Aber es ist nicht immer toll für mich, ich wäre gern keine Epileptikerin, wenigstens einen Tag in der Woche. Sonntags könnte ich doch freihaben, meinst du, das kann man beantragen?« Wir lachen.

»Jeanne d'Arc hatte auch nie frei, um für ihre Interessen zu kämpfen.«

»Wenn ich für dich die Jeanne d'Arc der Epileptiker bin, dann will ich auch gar nicht freihaben«, grinse ich ihn von seiner Schulter aus an.

Stefan lacht auf und drückt mir einen Kuss auf die Stirn: »Hauptsache, du verlierst deinen Humor nicht, meine Liebste, meine – äh – Schmucke.«

»Ohne Humor wären wir alle verloren. Lieber ein fröhlicher Habenichts als ein trauriger Habealles. Äh, meintest du Smukke?«

»Ja. Habe ich doch gesagt.«

»Wo hast du das denn her?«

»Aus dem Fernsehen! Ist das nicht so etwas wie Schatz auf Schwedisch?«

»Du bist ja süß. Ja, das ist ein Kosewort, allerdings ist es Dänisch.«

»Also ziemlich dicht dran. Ich meine, Malmö ... du kommst doch quasi aus Dänemark.«

Ich kneife spielerisch die Augen zusammen und stemme eine Hand in die Hüfte: »Vorsicht, mein Freund, Vorsicht! Du bewegst dich auf ganz, ganz dünnem Eis!«

»Schon gut, ich werde eure Hassliebe zwar nie verstehen, schließlich seid ihr doch wirklich fast gleich ...«

Drohend erhebe ich den Zeigefinger: »Stefan!«

Stefan gibt sich reumütig: »Ich sage ja gar nichts mehr. Darf ich dich trotzdem so nennen?«

Ich lache: »Natürlich, Snygging.«

»Snü-was?« Fragend kräuselt er die Stirn.

»Snyyging, das heißt Liebling.«

»Okay. Aber du bleibst Schmucke.« Stefan stupst mir mit seinem Finger auf die Nase.

»S-muk-ke«, wiederhole ich mich.

»Ich arbeite dran. Vielleicht würde es helfen, wenn wir im Sommer zusammen dein Schweden bereisen?«

Ich sage nichts. Ich strahle, nicke und gebe Stefan einen innigen Kuss. Jag älskar dig – ich liebe dich, denke ich. Das würde ich nach so kurzer Zeit natürlich niemals sagen, aber heimlich denken darf man ja wohl alles. Und so verstecke ich mein heimliches Ich-liebe-dich hinter meiner imaginären Einhornherde.

9. Kapitel

Am nächsten Tag besuche ich meinen Magister-Professor, um von ihm eine Bescheinigung für das Jobcenter abzuholen, dass ich vor einiger Zeit mit ihm eine literarische Ausstellung organisiert habe. Ich freue mich, ihn wiederzusehen, auch wenn mich beim Betreten der Uni immer gemischte Gefühle einholen. Vielen Professoren und Kommilitoninnen fehlte das Verständnis für meine Krankheit, für ihre Unberechenbarkeit und die damit einhergehenden Beeinträchtigungen.

Manche Erlebnisse haben eine Narbe in meinem Gedächtnis hinterlassen und wenn ich so wie jetzt in die Uni gehe, fängt die Narbe wieder an zu schmerzen. Das größte Problem, das mir die Epilepsie bereitete, war, dass es infolge von Anfällen immer wieder zu unvorhersehbaren Fehlzeiten kam. In meinem Magister-Studiengang gab es eine obligatorische Anwesenheitspflicht. Wir wurden nur zu Klausuren oder Hausarbeiten in Seminaren zugelassen, wenn wir über das Semester hinweg nicht mehr als zweimal abwesend waren. Es war mir geradewegs unmöglich, diese Voraussetzung zu erfüllen. Stattdessen fehlte ich in manchen Kursen bis zu viermal. Einige Professoren bestanden darauf, dass ich den Kurs wiederholte, doch es gab auch welche, die Verständnis aufbrachten. In der Regel räumten sie mir drei Fehlzeiten ein und bei einer vierten habe ich eine Sonderaufgabe schriftlich eingereicht oder in Form einer kurzen mündlichen

Abfrage versichert, dass ich mir den Stoff der ausgefallenen Stunden dennoch angeeignet hatte.

Mitstudenten waren in der Regel weniger entgegenkommend. Natürlich ist es so, dass man mir meine Erkrankung nicht ansieht. Und wenn ich auf die Aussage, die mir häufig begegnet, dass ich doch gar nicht krank aussehe, die Frage entgegne, wie denn ein chronisch kranker Mensch auszusehen habe, ob es da bestimmte Kriterien zu erfüllen gebe, schweigen die meisten und geben geknickt zu, dass sie es nicht wissen und dass es einfach ein ebenso vorurteilsbelasteter wie bescheuerter Gedanke sei, dass man Behinderungen oder Krankheiten Betroffenen ansehen müsse.

In einem Hauptseminar bat meine Mitstudentin Verena darum, den Kurs trotz einer dritten Fehlzeit fortsetzen zu können. Der Professor gestand ihr dies zu, bat sie aber darum, in seine Sprechstunde zu kommen, um den Stoff der Stunde nachzuarbeiten. Verena war empört. Sie stand vor dem gesamten Kurs auf, zeigte auf mich und fragte bissig: »Und warum durfte die dreimal fehlen?« Der Professor entgegnete, dass es allein in seinem Ermessen liege, wie er das handhabe. Doch Verena protestierte weiter und eine weitere Studentin mischte sich ein und wollte »nur einmal anmerken«, dass ich auch in anderen Kursen häufiger gefehlt habe und »damit durchkam«. Mir war zum Heulen zumute. Ich fühlte mich angeprangert und einer Hexenjagd ausgesetzt. Verena schlug vor, dass sie in die Sprechstunde komme, ich aber ebenfalls mitmüsse. Der Professor blieb ruhig und versuchte, die immer lauter werdenden Anschuldigungen zu ersticken. Er wies darauf hin, dass es sich bei mir um einen besonderen Fall handele, der aber vertraulich bleibe, und er doch alle bitten möchte, sich aus seinen Angelegenheiten herauszuhalten. Eine dritte Kursteilnehmerin sagte halblaut in den Raum, dass sie gehört habe, dass ich »irgendetwas Komisches« hätte.

Ich biss mir auf die Lippen. Ich wusste nicht, ob ich etwas sagen sollte oder ob es nicht sinnvoller wäre, es einfach auszusitzen und ihnen nicht den Gefallen zu tun, zu zeigen, dass mir das gerade naheging. Doch ich schaffte es nicht, stark zu bleiben, und sagte kleinlaut: »Ich habe nichts Komisches, ich habe Epilepsie. Und deshalb fehle ich manchmal und wenn dann alle zufrieden sind, kann ich gern mit Verena in die Sprechstunde kommen.«

Der Professor unterbrach mich an dieser Stelle: »Nein, Frau Bischof, wir haben eine Abmachung und Sie sind auch nicht verpflichtet, Ihren Kommilitonen Rede und Antwort zu stehen.«

»Ich finde schon«, zickte Verena weiter, »es kann nicht sein, dass sich hier eine Studentin alles erlauben kann, nur weil sie sich irgendeine ominöse Geschichte oder Krankheit ausdenkt.«

»Frau Krohn, jetzt ist Schluss«, sagte mein Professor.

»Nein, ich möchte da jetzt drüber reden. Es ist ja nicht nur in diesem Kurs so, dass Frau Bischof sich sonst was herausnimmt und ständig eine Sonderbehandlung bekommt. Das ist total unfair. Dann kann ich auch sagen, ich habe halt häufiger Grippe, nur weil ich morgens keinen Bock habe, aufzustehen. Wir würden alle manchmal lieber zu Hause bleiben, nicht nur Frau Bischof.«

»Verena«, sagte ich, »es tut mir leid, aber du musst mir glauben, dass ich nicht irgendeinen Vorteil haben möchte, nur keinen Nachteil, ich kann das nicht beeinflussen.«

»Das ist doch ein Vorwand. Ganz ehrlich, ich sehe dich doch jede Woche in der Uni. Du siehst nie scheiße aus oder krank oder irgendwas, du bist halt irgendwann mal umgekippt und jetzt nutzt du das als Ausrede, wann immer es dir in den Sinn kommt. Wenn du das wirklich hättest, würdest du hier gar nicht so fröhlich sitzen.« Immer, wenn Verena etwas sagte, nickte ein Teil des Kurses bestätigend, der andere Teil schaute betreten zur Seite oder starrte den Boden an. Für mich trat niemand ein.

»Ich habe mal im Fernsehen eine damit gesehen«, meldete sich die andere Kursteilnehmerin noch einmal zu Wort, »die sah richtig fertig aus. Das ist wirklich übel, wenn man das richtig hat. Sarah sieht ja gesund aus.«

Ich konnte einfach nicht mehr. Ich nahm meine Tasche und sperrte mich heulend auf dem Klo ein. Den Kurs habe ich nie wieder besucht.

Es gab auch Ausgrenzungen, die dadurch entstanden, dass Mitmenschen Scheu hatten, mit mir über die Epilepsie zu reden. Nachdem ich beschlossen hatte, sie nicht mehr zu verstecken, sondern offen damit umzugehen, um auf diese Weise Vorurteile abzubauen, wusste das Gros meiner Kommilitonen um meine Epilepsie. Dennoch geht jeder Mensch anders mit Krankheiten oder Behinderungen um und manche Menschen haben ein hohes Schamgefühl oder empfinden Unwohlsein, wenn es darum geht, über derartige Themen zu sprechen. Eine Sprachdozentin, die mich schon lange begleitet hatte, fragte mich eines Tages auf dem Campus, weshalb ich am gestrigen Barabend der Skandinavistik-Studenten gefehlt hätte. Ich wusste von nichts, obwohl ich in engem Kontakt zu der Fachschaft stand und als amtierende Wikingerschachmeisterin, den meisten unter dem Namen Kubb bekannt, sogar in Form eines Fotos im Institutsflur hing. Ich suchte nach Gründen, zumal ich am Vortag noch im Prosa-Kurs einen Großteil der Skandinavisten gesehen hatte. Im Fachschaftsraum traf ich auf Max und sprach ihn direkt an. Max war es sichtlich unangenehm und ich merkte, dass ich offenbar wirklich nicht unbewusst vergessen worden war. Max druckste herum und sagte schließlich, dass sie mir aus Rücksicht nicht Bescheid gesagt hätten. Ich verstand das nicht und hakte nach: »Max, ich verstehe das nicht. Ich wäre wirklich gern mitgekommen.«

»Es tut mir leid. Wir wissen ja, dass du diese Krankheit hast, und einer hat mal gehört, dass Leute dann nicht ausgehen und trinken dürfen. Und damit du dann nicht traurig bist, haben wir gedacht, wir sagen es dir gar nicht. Tut mir leid.«

Natürlich nahm ich die Entschuldigung an und wusste auch, dass sie es wirklich nur gut gemeint hatten, dennoch war ich traurig. Nie hatte einer von ihnen mit mir darüber gesprochen oder einfach Fragen gestellt. Es kommt häufig vor, dass sich Freunde oder Bekannte dann hilfesuchend an das Internet wenden. Grundsätzlich finde ich das toll, zeigt es doch, dass diese Menschen sich Gedanken um mich machen. Doch ebenso wie jede Epilepsie einzigartig ist und sich ganz verschieden äußert, sind auch die Auslöser ganz verschieden. Es gibt Epileptiker, die keinen Alkohol vertragen, solche, die nur wenig vertragen, und für einige ist er kein signifikanter Anfallsauslöser. Bei mir ist Alkoholkonsum ein Plusfaktor, wie ich es nenne. Meine Hauptauslöser sind zum Beispiel Schlafmangel und Flackerlicht. Plusfaktoren sind Stress, andere Krankheiten wie schwere Erkältungen, Dehydration oder halt zu viel Alkohol. Wenn ich also deutlich zu wenig Schlaf bekommen habe und dann übermäßig Alkohol konsumiere, erhöht sich die Anfallswahrscheinlichkeit. Deswegen ist es so wichtig für mich, mein Leben in der Balance zu halten. Wenn alle Rahmenbedingungen stimmen, kann ich sorglos Alkohol trinken. Daher hätte ich mir gewünscht, dass meine Mitstudenten mich einfach gefragt hätten.

Im vergangenen Jahr konnte ich es kaum begreifen, als ich nach meiner letzten Prüfung auf die Amalienstraße trat und die Last von neun Jahren Uni von meinen Schultern fiel. Jakob und Lena empfingen mich mit Champagner und Blumen. Ich konnte mich im ersten Moment noch nicht einmal ausgiebig freuen. Ich setzte mich einfach auf den Boden und weinte. Es brachen so viele angestaute Ängste und Sorgen aus mir heraus, dass ich zunächst nur ebenso bitterlich wie glücklich weinen konnte. Ich konnte den restlichen Tag nicht fassen, dass ich wirklich meinen Abschluss hatte, und fragte bei Jakob und Lena alle paar Minuten nach, ob es tatsächlich wahr sei. Sobald sie es bejahten, musste ich vor lauter zaubertollem Glücks-Overload erneut weinen.

Am Tag meiner Urkundenverleihung waren meine Eltern extra aus Schweden angereist. Ich schritt mit ihnen durch den ehrwürdigen Haupteingang der LMU und über das in den Boden eingelassene Denkmal für die Widerstandsgruppe Die Weiße Rose, deren Mitglieder um die Geschwister Scholl an dieser Stelle Flugblätter verteilten hatten, auf denen sie zum Widerstand gegen den Nationalsozialismus aufriefen. Für diesen Einsatz im Namen der Demokratie und der Menschenrechte mussten sie mit ihrem Leben bezahlen.

Im Lichthof stiegen wir die Stufen herauf und schließlich saßen wir mit Jakob, Lena und Jan in der beeindruckenden Aula der LMU. Die Aula ist mit atemberaubenden Wandbildern sowie vielen römischen und griechischen Ornamenten versehen, die dem Ambiente einen orientalischen und humanistischen Hauch verliehen. Ich hätte vor Stolz platzen können, als schließlich mein Name aufgerufen wurde und ich auf der Bühne vom Dekan meine Urkunde erhielt. Am Abend feierten wir mit all meinen Münchner Freunden ein unvergessliches schwedisches Mittsommerfest in meinem Innenhof.

Mein Magister-Professor händigt mir meine Bescheinigung aus und verspricht, sich zu melden, falls er etwas von freien Stellen im Literaturbereich höre.

Ich habe danach einen Termin bei meiner Neurologin, die mir eine interessante Broschüre über Epilepsie aushändigt. In der Antike galt die Epilepsie als heilige Krankheit, die Anfälle wurden als Zeichen dafür gedeutet, dass sich die Götter des Menschen bemächtigt hatten. Da Alexander der Große und Julius Cäsar an Epilepsie litten, wurden Epileptiker als Lieblinge der Götter betrachtet. Die Broschüre gefällt mir. Im Mittelalter wurden die Anfälle mit dem Teufel und Dämonen in Verbindung gebracht und alle zuvor gewonnenen medizinischen Erkenntnisse waren dahin, stattdessen wurden Exorzismen und Schlimmeres an den Patienten durchgeführt. Das »Dritte Reich« bildet das dunkelste Kapitel in der Geschichte der Epilepsie. Epileptiker wurden aus ihren Familien gerissen und in Kliniken zwangseingeliefert. Epilepsie galt als Erbkrankheit und war im Idealbild der Arier nicht vorgesehen. Im Rahmen der Euthanasie wurden die Betroffenen schließlich für medizinische Experimente genutzt oder direkt durch Vergasung oder Aushungern getötet. Mich überkommt eine tiefe Traurigkeit, dass Menschen so etwas zugelassen haben – dass all diese Gräueltaten der Nazis zugelassen werden konnten. Wer hat das Recht, über den Wert von Menschen zu urteilen? Wie überhaupt ist es möglich, einen Menschen zu messen hinsichtlich seiner Nützlichkeit oder Ähnlichem? Kein Lebewesen gleicht dem anderen, also sind doch alle gleich viel wert.

Schließlich fesselt mich ein Bericht über verschiedene Urwaldstämme, die noch heute Epileptiker für heilig erklären, da sie durch die Anfälle in der Lage seien, mit ihrem Bewusstsein in Sphären vorzudringen, die anderen Menschen unzugänglich blieben. Die Anfallszustände werden als göttliche Trance bezeichnet. Als ich lese, dass Epileptiker aus diesem Grund von einem Stamm am Amazonas als Könige verehrt werden, habe ich nur einen Gedanken: nichts wie dorthin.

Am Abend berichte ich Stefan von meinem Plan, Königin eines Urwaldstammes zu werden. Er schüttelt den Kopf und erklärt mich für verrückt: »Lies doch so etwas nicht. Versuch dich nicht so mit der Epilepsie zu beschäftigen, dann ist sie gar nicht präsent.«

Ich stutze: »Aber sie ist für mich immer präsent, ich muss mein Leben zu einem großen Teil nach ihr ausrichten.«

Wir sitzen auf seinem Sofa aneinandergekuschelt und amüsieren uns über die Sitcom *The Big Bang Theory*. Stefan streicht über mein Haar: »Ich weiß. Aber solche Artikel sind doch Unfug. Lass dich davon nicht runterziehen. Erzähl mir was anderes, wie läuft es mit den Bewerbungen?«

Ich ziehe einen Flunsch: »Ich lasse mich nicht runterziehen. Ich finde das einfach total witzig und stell mir schon den ganzen Tag vor, wie ich in einem Lianenröckchen am Amazonas throne und mich verehren lasse. Ich habe ein paar Bewerbungen rausgeschickt, mal schauen, was da zurückkommt.«

»Ich kenne ein paar Leute aus Werbeagenturen, ich frage da mal, ob jemand Texter sucht, ja?«

»Das ist lieb.« Obgleich es mich kurz ärgert, dass er mir die Geschichte von Sarah Elise I., Eure Majestät von Amazonien, etwas vermiest hat, freue ich mich über sein Angebot: »Das ist wirklich superlieb. Ich könnte auch freiberuflich etwas machen, falls ihnen das lieber ist.«

Als ich Jakob zum Kaffeetrinken besuche, bin ich bester Laune. Mit Stefan läuft es gut und endlich haben Jakob und ich einmal wieder einen Nachmittag für uns. Ich erzähle ihm von meiner Kündigung und muss ihm meinen ganzen Abgang noch einmal szenisch nachstellen, wobei er meinen ehemaligen Chef mimt, was in einen riesigen Lachanfall mündet.

»Stefan und ich wollen im Sommer nach Skåne und Kopenhagen«, sage ich plötzlich.

Jakob schaut überrascht hoch: »Wollten wir nicht zusammen in den Norden? Es war zwar nicht konkret, aber wir haben doch darüber gesprochen?« Das stimmt. Wir saßen schon ganze verregnete Winternachmittage nebeneinander auf seinem Atelierboden vor einer ausgebreiteten Landkarte und malten uns die schönsten Routen und Erlebnisse aus. Jakob wollte unbedingt an einem Waldsee zelten und angeln. Ich weiß noch, wie ich ihm das tragische und für mich ziemlich nasse Ende meiner Beziehung zu Frederik beichtete und er versprach, nicht drei Tage schweigend in einem Ruderboot zu sitzen. Wir hatten vor, mit seinem alten VW-Bus zu fahren, den er sonst zum Transport seiner Materialien und Kunstwerke nutzt. Mit Gips wollten wir Abdrücke von Tierspuren in der schwedischen Wildnis nehmen und diese danach zu einem Kunstwerk von unserer Abenteuerreise verarbeiten. Beeren und Pilze sammeln und von Felsen ins Wasser springen, schwedische Trinklieder zum Akvavit singen und nachts nackt schwimmen gehen – das alles haben wir uns bis ins kleinste Detail ausgemalt. Im Internet lasen wir, wie man sich gegen Bären verteidigt, was wir anschließend nachstellten, um auch wirklich gewappnet zu sein. Natürlich wollte ich ihm mein kleines Lomma zeigen, wo wir morgens direkt nach dem Aufstehen barfuß den kleinen Pfad hinter unserem Haus hinunterstapfen würden, um uns direkt in die Morgenwogen der Ostsee zu stürzen oder am Nachmittag mit dem Kajak hinauszufahren. Natürlich flunkerte ich etwas bei der Schönheit von Malmö, was aber die benachbarten Orte Lund und Ystad wieder wettmachten sowie das nur eine Brücke entfernte pulsierende dänische Kopenhagen, das einen faszinierenden Gegenpol zur ruhigen und gemütlichen Südspitze Schwedens darstellt. In Malmö befinden sich immerhin der Bolzplatz im Problembezirk Rosengård, auf dem Ibrahimović zum Ballkönig heranwuchs, dessen schwedische Residenz und der größte Wolkenkratzer Skandinaviens. Und nachdem Malmö viele Jahre eher von einer Art Industriecharme geprägt gewesen war, mauserte es sich in den letzten Jahren tatsächlich zu einer ebenso trendigen wie gemütlichen Ostseeperle.

Als ich damals von meiner Heimat schwärmte und weinselig vor ihm herumhüpfte und die Arme hochriss, um zu zeigen, wie gewaltig und beeindruckend der sogenannte Turning Torso, immerhin das dritthöchste Wohnhaus Europas, aus der Stadt hervorsticht, und Jakob versuchte, mich einzufangen, haben wir uns fast geküsst. Es war einer dieser Momente, in denen du kurz alles vergisst und die Welt so leicht und gleichgültig scheint. Wie in einem Rausch standen wir Gesicht an Gesicht und bewegten unsere Münder behutsam aufeinander zu, ehe wir beide innehielten und uns abwendeten. Betreten zu Boden schauend, murmelte ich, dass ich dann mal nach Hause müsse.

Nun also plane ich eine Schwedenreise mit Stefan, die sicherlich genauso schön wird. Er hat zwar weniger für die Natur übrig und möchte lieber im lebhaften Kopenhagen schlafen, um von dort aus kleinere Ausflüge nach Schweden zu unternehmen, aber er hat mit einem schicken Segeltörn und Weinproben eigene Ideen beigesteuert. Nicht, dass sie mir unbedingt zusagen, aber Kompromisse sind doch am Ende das, was Beziehungen ausmacht, oder? Immerhin ein paar Museumsbesuche hat er mir zugestanden.

»Ich weiß«, entgegne ich Jakob, »aber es hat sich halt einiges in unseren Leben geändert und Carina freut sich bestimmt, wenn du stattdessen mir ihr ein paar Tage wegfährst.«

»Hm, ja. Stefan und du, ihr werdet eine tolle Zeit haben. Ihr könntet vielleicht meinen Bus leihen, wenn ich in der Zeit auch im Urlaub bin.« Jakob wirkt bedrückt. Ich habe über unsere Urlaubspläne gar nicht mehr nachgesonnen, seit ich Stefan kennengelernt habe. Und seit es Carina gibt, habe ich nicht mehr das Gefühl, dass diese Pläne in seinen Gedanken noch eine Rolle spielen.

»Das ist lieb ... aber Stefan, weißt du, er ist nicht so der Typ zum Zelten. Er ist wirklich toll, aber er verdient halt schon länger Geld und versteht das Konzept nicht, warum man trotzdem in einem Zelt oder Bus schlafen sollte. Ist ja auch nicht so wichtig. Eigentlich ist mir ganz egal, wie wir den Urlaub gestalten, ich habe ja noch Jahrzehnte Zeit für mein kleines Wildnisabenteuer.«

Jakob schmunzelt: »Du musst dich nicht rechtfertigen. Stefan ist der Mann an deiner Seite, so ist das jetzt.« Ich nicke.

Wir beschließen, den Sonnenschein zu nutzen und einen langen Isarspaziergang zu unternehmen. Jakob trägt Gummistiefel und watet durch das flache Wasser, stets auf der Suche nach Flussfunden, die er in seine Kunstwerke integrieren kann und so für eine ständige Reinkarnation von Wert- wie Naturstoffen sorgt. Auch heute hält er Dinge hoch, die dann vereinzelt in seinem großen Ikea-Beutel verschwinden. In jedem Einzelnen sieht er Gebilde, die dem normalen Auge verborgen bleiben, ehe er ihnen durch seine Kunst Leben einhaucht.

»Jakob, weißt du, was ich heute gelesen habe?«, setze ich an.

»Nein, aber du wirst es mir sicher gleich erzählen.«

»Du bist doof.«

»Nein, nur ein bisschen witzig.«

»Soll ich es jetzt erzählen?«

»Habe ich etwas anderes gesagt? Oder besser: Könnte dich irgendetwas davon abhalten?«

»Du bist nicht doof, du bist richtig doof.«

»Und trotzdem älskarst du mig?« Er blickt mich verschmitzt an, seine blauen Augen funkeln schelmisch.

»Du Spinner, sowieso!« Ich berichte von der Broschüre meiner Neurologin, dem Urwaldvolk und meinen Plänen, dort zu residieren.

Jakob kommt lachend aus dem Wasser und breitet die Arme vor mir aus: »Oh meine Königin! Worauf wartet Ihr noch?«

»Worauf ich warte?« Ich bin verwirrt.

Jakob reißt die Arme zur Seite, als wolle er mir den Weg weisen: »Ja, los, husch husch, ab an den Amazonas, würde ich sagen! Ich weiß nicht, was wir hier noch machen, wenn auf der anderen Seite der Erdkugel ein Thron darauf wartet, von dir erklommen zu werden!«

Ich lache wie ein kleines Kind laut los und muss mich vor lauter Gelächter auf den Boden setzen. »Du willst mit?«, frage ich, nachdem ich mich einigermaßen beruhigen konnte.

»Aber klar doch. Du brauchst doch Angestellte. Eine männliche Zofe oder einen Kammerdiener, ich würde auch einen guten höfischen Maler abgeben, sei dir gewiss. Ich sehe es förmlich vor mir, wie du da mit so einem Ethno-Kunst-Zepter herumfuchtelst und ›Er reiche mir Wein‹ brüllst und ich den ganzen Tag nur ›Ja, meine Königin‹ sage.«

Ich bin begeistert: »Das gefällt mir! Und ich will eine richtig schicke Krone aus Urwaldgestrüpp, das du mit Gold anmalst! In Wirklichkeit finde ich die dann vollkommen lästig, weil ich so Nackenverspannungen von ihr bekomme, da ich meinen Kopf nie bewege aus Angst, dass sie runterfällt.«

»Du machst dann immer so Roboter-Bewegungen mit dem ganzen Oberkörper, weil du den Kopf nicht drehen kannst.« Jakob ahmt nach, wie ich roboterartig von meinem Thron herabresidiere. Wir malen uns unser Dasein im Dschungel noch eine ganze Weile aus, ehe wir sinnvolle Überlegungen hinsichtlich meiner Zukunft anstellen.

Auf dem Heimweg frage ich mich, wie Jakob und Stefan auf ein und dieselbe Geschichte so unterschiedlich reagieren konnten. Manchmal überkommt mich das ungute Gefühl, dass Jakob mir innerlich viel näher steht und mich viel besser versteht und mich im Gegensatz zu Stefan wirklich so annimmt, wie ich bin. Er würde mich nie zu einer Weinprobe in Kopenhagen zwingen, von der er in höchsten Tönen schwärmt. Ich verstehe es konzeptionell einfach nicht. Ich würde schließlich auch keine Elchsafari im Piemont vorschlagen. Oder in Bordeaux nach Nordlichtern schauen. Jetzt ärgere ich mich wieder über mich selbst. Wieso bin ich so streng mit Stefan und lasse mich nicht einfach auf Neues ein? Und wieso muss ich immer alles hinterfragen und mir so furchtbar den Kopf zerbrechen? Ich habe wirklich ein Talent dafür, mir das Leben zu erschweren, anstatt es einfach zu genießen. Irgendwann sterbe ich bestimmt vom Denken. Mein Kopf wird platzen oder in Flammen aufgehen. Es wird einen Kurzschluss geben, das System ist überlastet. Kein Wunder, dass er sich manchmal so sehr über mich aufregt, dass er einen Anfall bekommt. Ich kann es ihm kaum verübeln. Müsste ich alle diese wirren Gedanken von mir herumschleppen, wäre es mir auch bisweilen zu anstrengend. Es ist alles ganz einfach. Jakob kennt mich jetzt seit über einem Jahr und hat mich zeitweise täglich gesehen und dabei jede Seite von mir kennengelernt. Natürlich hat er sich an meine Verrücktheiten gewöhnt und es ist für ihn vollkommen unspektakulär, wenn ich ihm vorschlage, Königin von Amazonien zu werden, das ist bestimmt noch eins meiner harmloseren Hirngespinste gewesen.

10. Kapitel

Mein nächster Termin beim Jobcenter steht an. Heute lerne ich meine Beauftragte Frau Schwenk kennen. Nach dem eher frustrierenden Termin bei Frau Zimmermann verspreche ich mir nicht viel. Dennoch versuche ich den gesamten Hinweg in der Trambahn, mir mit ausgelutschten Plattitüden Mut zu machen. Carpe Diem. Immer positiv denken. Nie den Mut verlieren. Wer kämpft, kann verlieren, wer nicht kämpft, hat schon verloren usw. Mein Repertoire ist erschreckend klein und ich überlege, was mir meine Mutter noch so mit auf den Weg geben würde, wäre sie jetzt hier. Hach, einen habe ich noch: Wenn dir das Leben eine Zitrone gibt, frag nach Salz und Tequila.

Zunächst muss ich mich am Empfang anmelden. Die Dame greift zum Hörer: »Brigitte, Ihre Neue für die Reha ist hier. Soll ich sie hochschicken?« Das geht ja gut los. Ich lächle freundlich und bekomme einen Zettel mit der Raumnummer in die Hand gedrückt. »Finden Sie denn den Weg oder soll ich Ihnen jemanden zur Begleitung kommen lassen?«

»Nein danke«, erwidere ich freundlich, aber bestimmt und schaue sie durchdringend an.

»Sie müssen dann in die zweite Ebene links bis zum orangefarbenen Wartebereich, wo Sie aufgerufen werden.«

Ich fahre mit dem Fahrstuhl in den zweiten Stock und biege links ab. Ich finde eine grüne Sitzgruppe, eine blaue, keine orangefarbene. Also gehe ich zurück Richtung Fahrstuhl und sehe, dass in der anderen Richtung rötliche Stühle stehen. Ich setze mich hin und finde, dass man es mit etwas Fantasie auch als Orange bezeichnen könnte. Nachdem ich fünf Minuten lang keine Menschenseele gesehen habe, klopfe ich an eine Tür und frage nach. Ich bin im falschen Stockwerk. Die zweite Etage ist nicht das zweite Stockwerk, sondern die zweite Ebene in dem für mich ersten Stockwerk. Ich flitze die Treppe herunter, finde auf Anhieb Frau Schwenks Zimmer, klopfe an und trete auf Aufforderung ein. »Sie müssen Frau Bischof sein, ich habe schon auf Sie gewartet. Setzen Sie sich doch.« Frau Schwenk streckt mir freundlich die Hand entgegen.

»Hallo, ja, entschuldigen Sie bitte die kleine Verspätung, ich habe den Raum nicht direkt gefunden.«

Frau Schwenk blickt mich sorgenvoll an, setzt sich und greift zu Stift und Zettel: »Oh je, Frau Bischof, hätten Sie doch am Empfang etwas gesagt. Das tut mir jetzt furchtbar leid, dass wir Sie da ganz durcheinandergebracht haben.«

Ich verstehe nicht ganz, was sie meint, so etwas passiert doch häufiger: »Frau Schwenk, alles ist gut, ich habe mich nur im Stockwerk geirrt.«

»Herrje, wurde Ihnen gar keine Begleitperson angeboten? Das werde ich direkt anmerken.«

Nun weiß ich wirklich nicht mehr, wo das Problem liegt: »Doch, aber ich brauche keine Begleitperson. Es ist alles in Ordnung, wirklich. So etwas passiert doch mal.«

Frau Schwenk schaut mich durchdringend an und kratzt sich kurz an den gräulichen Schläfen ihrer rotbraunen Locken, ehe sie antwortet: »Frau Bischof, Sie müssen sich für gar nichts schämen. Wir sind hier doch ausschließlich auf Menschen wie Sie vorbereitet. Das ist eine ganz typische Begleiterscheinung, dass Sie orientierungslos sind, das gibt es hier ganz häufig.«

Ich kann es kaum glauben. Ich bin mir sicher, mich nicht verhört zu haben, aber vom gesunden Menschenverstand her ist es unmöglich, dass sie das wirklich gesagt hat. »Ähm, Entschuldigung, aber haben Sie gerade gesagt, dass ich orientierungslos bin?«

Frau Schwenk faltet wohlwollend die Hände: »Wir sind hier ganz unter uns. Sie können ganz offen mit mir reden. Sie sind doch extra zu uns geschickt worden, damit wir hier ganz ehrlich natürlich vor allem Ihre vielen Stärken, aber eben auch Ihre Schwächen einschätzen und so einen gemeinsamen Weg für Ihre berufliche Zukunft finden. Und Probleme mit der Orientierung sind gar nicht schlimm. Ich habe das jetzt notiert und wir werden das bei potenziellen Einsatzfeldern und Ihren Terminen bei uns oder Dritten berücksichtigen.«

Ich öffne und schließe ein paarmal zu Beruhigung meine Hände, ehe ich sie ganz ruhig vor mir auf den Tisch lege und so gefasst wie möglich nachhake: »Ich habe das Gefühl, wir reden irgendwie aneinander vorbei. Deshalb möchte ich einmal nachfragen, ob ich Sie richtig verstanden habe. Haben Sie gerade für meine berufliche Evaluation notiert, dass ich O-R-I-E-N-T-I-E-R-U-N-G-S-L-O-S bin?«

»Frau Bischof, es ist doch ...«

»Nein, nein«, unterbreche ich sie, »sagen Sie nur Ja oder Nein!«

»Ja, das habe ich notiert, aber das heißt doch nicht ...«

Ich glaube es einfach nicht. Ist das hier irgendeine Sendung mit versteckter Kamera? Ich schaue, die Lippen zusammengepresst, Richtung Decke, ehe ich nicht mehr an mich halten kann, die Arme nach oben reiße und fassungslos brülle: »*Ich bin nicht orientierungslos!* Notieren Sie das. Jetzt sofort. Beziehungsweise streichen Sie Ihre vorherige Notiz einfach. Ich kenne mich seit dreißig Jahren und habe diese Krankheit seit zehn Jahren. Und wenn ich eins weiß, dann das: *Ich bin nicht orientierungslos!«* Puh, mir geht es besser und Frau Schwenk schaut, als ob sie die Botschaft verstanden hätte.

Zumindest lächelt sie sanft, ehe sie sagt: »Haben Sie häufiger mit Aggressionen zu kämpfen, Frau Bischof?«

Ich halte es nicht mehr aus. Ich will aufspringen und meinen oder Frau Schwenks Kopf gegen die Schreibtischplatte hauen. Ich habe nicht mit Aggressionen zu kämpfen, gewiss nicht, aber jetzt gerade bin ich unfassbar aggressiv. Ich würde gern den quadratischen Rechner vom Anfang dieses Jahrtausends aus dem Fenster schmeißen, in dem jetzt steht, dass ich orientierungslos sei – und aggressiv. Ich reiße mich zusammen und sehe ein, dass der Zug der Orientierungsfähigkeit abgefahren ist. Aber die Notiz über die Aggressionen möchte ich doch vermeiden. Wer weiß, was die deutsche Bürokratie sonst mit einem macht. »Nein, ich bin nicht aggressiv«, sage ich erschreckend friedlich, »das ist nur alles ganz neu für mich hier und die Arbeitssituation ist ja doch belastend. Vor allem für einen Menschen wie mich.«

Frau Schwenk lächelt mich mütterlich am Bildschirm vorbei an: »Möchten Sie einen Kaffee trinken? Ich würde Ihnen ausnahmsweise einen mitmachen.«

Ich nehme dankend an und bin froh, dass ich so einen kurzen Moment für mich habe, um mich neu zu sortieren. Frau Schwenk kommt zurück und stellt mir den Kaffee hin, ehe sie sich wieder hinsetzt. Mein Blick bleibt auf ihrem Kaffeebecher hängen. Während ich einen neutralen Becher bekommen habe, umfasst ihre Hand einen Katzenbecher, den als Sahnehäubchen noch ihr Name ziert. »Brigitte« steht neben dem starren Blick des gruseligen Katzenkopfes. Brigitte trägt keinen Ehering, wie ich schnell feststellen kann. Oh mein Gott, denke ich, meine Jobcenter-Beauftragte ist eine verrückte Katzenfrau, jetzt wird mir alles klar. Ich werde mich über gar nichts mehr wundern.

Nachdem wir meine Unterlagen und meinen Lebenslauf durchgegangen sind, überprüft Brigitte meine Fähigkeiten. »Fangen wir mit den einfachen Tätigkeiten an. Wie gut würden Sie Ihre Fähigkeiten in Lesen und Schreiben einschätzen? Sehr gut, gut, akzeptabel oder ausbaufähig?«, fragt die Frau, die vor wenigen Minuten meine Magisterurkunde in Literaturwissenschaften in den Händen hielt, die mit einer großen 1,1 als Endnote versehen ist.

»Ähm, ich habe erfolgreich Literaturwissenschaften studiert?«, sage ich fragend.

»Hier geht es jetzt um Ihre persönliche Einschätzung der Grundkompetenzen, Frau Bischof. Es ist ganz wichtig, dass Sie ehrlich zu uns und sich selbst sind. Nur so können wir Einsatzbereiche finden, denen Sie gewachsen sind und die auch Ihren Veranlagungen gerecht werden.«

»Gut. Dann tragen Sie bitte ›sehr gut‹ ein.«

Frau Schwenk schaut mich prüfend an: »Ich habe es jetzt erst einmal vermerkt. Sie können es ja noch einmal überdenken. Wir kommen dann am Ende noch einmal darauf zurück.«

»Gut, ich überdenke es. Was ist der nächste Punkt?«, sage ich gleichgültig. Die Katzenfrau hat mich kleingekriegt, ich will es nur noch so schnell wie möglich hinter mich bringen.

»Haben Sie Probleme mit dem Verstehen von schriftlichen Anweisungen? Nie, fast nie, manchmal oder häufig?«

»Nie.«

»Haben Sie Probleme mit Mengen- oder Maßangaben? Nie, fast nie, manchmal oder häufig?«

»Nie.«

»Wie gut sind Ihre Fähigkeiten in den Grundlagen der Mathematik? Sehr gut, gut, akzeptabel oder ausbaufähig?«

»Sehr gut.«

»Frau Bischof, es ist toll, dass Sie sich selbst viel zutrauen, aber Sie haben nun schon eine hohe Sprachkompetenz angegeben.«

»Dann tragen Sie einfach nur ›gut‹ ein.« Mir ist alles egal. Wir arbeiten uns von Frage zu Frage und ich versuche, nicht zu größenwahnsinnig zu antworten, um zeitraubende Nachfragen zu vermeiden.

»Frau Bischof, wie ist es mit der Handhabung leichter Werkstücke und Handwerkszeuge, dem Bedienen leicht gehender Steuerhebel oder ähnlicher mechanischer Einrichtungen?«

Jetzt wird es lustig, denke ich. »Wie bitte?«

»Oh, ich sehe gerade, dass ich da einmal nachfragen muss. Mit der Epilepsie fallen handwerklich ja schon die meisten Bereiche raus wegen der Anfallsgefahr. Ich weiß jetzt gar nicht, wie das mit leichten handwerklichen Tätigkeiten aussieht. Kennen Sie sich da aus?«

»Nein. Ich habe aber handwerklich keinerlei Grundlagen, tragen Sie doch einfach ein, dass ich das alles gar nicht kann.«

Frau Schwenk wird unruhig: »Frau Bischof, es geht nicht um Qualifikationen. Sie werden doch in der Lage sein, mit leichten Werkzeugen umzugehen. Sie müssen sich keine Sorgen machen, Sie werden überall ganz langsam eingearbeitet.«

»Aber ich glaube nicht, dass das in irgendeiner Form eine Branche für mich ist.«

»Ich nehme Sie doch jetzt erst einmal auf. Und wenn ich in dem Bereich etwas habe, was zu Ihnen passen könnte, dann können wir immer noch individuell darüber beraten. Ich trage jetzt ›akzeptabel‹ ein, in Ordnung? Wissen Sie denn, ob das mit Ihrer Epilepsie geht?«

»Ich habe keine Ahnung. Haben Sie da nicht Erfahrung?«

»Warten Sie kurz hier, ich gehe mal eben zu Petra, die könnte das wissen.«

Ich warte. Und fühle mich wie die Landstreicher in *Warten auf Godot*. Ich warte auf nichts. Auf eine Erlösung in welcher Form auch immer. Ich weiß zwar nicht, wer Petra ist und was sie zur

Fachfrau für Epileptiker in Handwerksberufen macht, aber die Warterei zieht sich. Ich fühle mich beobachtet und blicke mich um: Es ist der Katzenbecher! Oh Gott, ich schicke Stoßgebete gen Himmel, Brigitte soll bloß wiederkommen. Ich bin allein mit einem Katzenbecher, der mich durchdringend anstarrt. Ich habe Angst. Brigittes Rückkehr ist wie eine Erlösung, zumal sie gute Nachrichten hat. Leichte Handwerkstätigkeiten, insbesondere unter Aufsicht, sind kein Problem für Epileptiker. Sie haben mich. Die bürokratische Gehirnwäsche in Form dieser »individuellen« Kompetenz-Evaluation wirkt, ich freue mich und sehe mich – unter Aufsicht – Vogelhäuschen zusammenbauen. Brigitte löchert mich mit weiteren Fragen.

»Sortieren?«

»Sortieren?«

»Können Sie sortieren, Frau Bischof? Denken Sie einmal nach, vielleicht haben Sie schon einmal etwas sortiert?«

Sie haben mich wirklich. Mein Brust schwillt vor stolz an, ich setze mich aufrecht hin und sage: »Oh ja, tatsächlich. Ich sortiere doch meine Wäsche.«

»Ah, Sie machen Ihre Wäsche selbst?«

»Ja, natürlich.«

»Ich habe gedacht, da unterstützt Sie jemand. Und kommen Sie damit gut zurecht?«

»Womit?«

»Mit der Wäsche.«

»Ja, ich würde sagen, bei ›sortieren‹ können Sie ein ›sehr gut‹ eintragen.«

»Das klingt doch wirklich toll, Frau Bischof. Ich denke gerade, mit Ihren Qualifikationen finden wir vielleicht etwas in einem Archiv für Sie oder als einfache Büroassistenz. In München haben eigentlich alle größeren Firmen ein größeres Archiv und wenn Sie sich das zutrauen, gäbe es da bestimmt Möglichkeiten, dass Sie Tätigkeiten ausüben wie zum Beispiel Sortieren oder auch einfaches Verwalten. Haben Sie keine Probleme, so ganz allein zu Hause? Das finde ich ja bewundernswert.«

»Ach, ganz allein bin ich ja nicht. Ich habe Freunde in München und einen Hund.«

»Sie haben einen Hund? Das finde ich ja großartig. Das ist für Menschen wie Sie ja immer eine große Stütze im Alltag. Das wussten wir nicht. Sie können den gern mit hierherbringen das nächste Mal, das wird Ihnen den Besuch bestimmt erleichtern.« Es ist mir egal, was sie meint, aber sie hat recht. In diesen Zirkus kann ich auch meinen Hund noch mitbringen. »Jetzt fehlt mir nur noch eine Kopie Ihres letzten Schulzeugnisses, wie ich sehe«, sagt Frau Schwenk.

Ich kann es gar nicht glauben: Licht am Horizont. Kurz nachdem ich mich aufgegeben habe, ist ein Ende in Sicht. »Ich wusste nicht, dass Sie das brauchen, das stand nirgends. Aber ich habe es auf einem USB-Stick dabei, zusammen mit den anderen Unterlagen. Sie können es einfach ausdrucken.«

Frau Schwenks Freundlichkeit schwindet einem strengen Gesichtsausdruck: »Ich kann Ihnen hier nicht einfach etwas ausdrucken, das müssen Sie selbst tun.«

»Aber Sie brauchen es doch.«

»Nein, das gehört zu den Dokumenten, die Sie als Kopie einreichen müssen. Es ist mir nicht gestattet, etwas für meine Klienten auszudrucken.«

»Können Sie da nicht ein Auge zudrücken? Ich habe ja sonst alles beisammen.«

»Frau Bischof, es ist mir nicht gestattet. Aber Sie können sich – wie bei allem, was für uns oder in unserem Auftrag anfällt – die Kosten erstatten lassen.«

»Aber das ist doch schwachsinnig. Es ist kostenmäßig viel günstiger, wenn Sie es selbst drucken, da Sie es eh bezahlen.

Können Sie nicht bei jemandem wie mir, mit ganz speziellen Fähigkeiten, eine Ausnahme machen?« Ich schaue möglichst hilflos.

»Nein, ich drucke Ihnen einen Erstattungsantrag aus.«

»Wie bitte? Den dürfen Sie ausdrucken?«

»Ja. Und dann haben Sie drei Tage Zeit, das Zeugnis nachzureichen. Natürlich übernehmen wir die Fahrtkosten, die können Sie im Antrag aufführen.«

Ich sage nichts mehr. Ich nehme den Antrag und frage: »Wie geht es denn jetzt weiter?«

»Sie kommen jetzt in unser Reha-Programm. Verpflichtend ist, dass Sie sich aus unserem Angebot regelmäßig Kurse aussuchen, die Sie belegen. Für Sie würde ich zunächst einen Computerkurs für Office-Programme in extra leichter Sprache, nur für Menschen wie Sie, empfehlen.«

»In extra leichter Sprache? Haben Sie meine Arbeitszeugnisse gelesen? Ich habe bereits mit Word, Excel, PowerPoint und Co. gearbeitet.«

»Aber hier geht es um spezielle Schulungen, die an Ihre Bedürfnisse angepasst sind. Ich melde Sie da an und danach würde ich etwas Motorisches vorschlagen, zumal Sie da Schwächen geäußert haben.«

Ich habe nur noch Fragezeichen im Kopf, aber ich mag nicht mehr mit Brigitte oder dem Katzenbecher diskutieren.

»Frau Bischof, ich schicke Ihnen dann die Termine für den Kurs zu und melde mich darüber hinaus, wenn ich eine mögliche Stelle für Sie sehe.«

Wir verabschieden uns.

Ich setze mich vor der Tür auf eine Bank und rufe Mathilda an. Gemeinsam rekapitulieren wir den Termin. Sie kann meine Erzählungen kaum glauben, mir geht es nicht anders. Ich stehe vollkommen neben mir. Mathilda fasst zusammen: »Trotz deines

Abschlusses in Literaturwissenschaften musstest du eine eigene Einschätzung deiner Grundfähigkeiten in Bezug auf Lesen und Schreiben abgeben? Und wieso zum Teufel fragen sie dich nach deinen Sortierfähigkeiten? Das ist ja unmöglich. Widerspricht diese demütigende Behandlung nicht den Grundlagen der UN-Behindertenrechtskonvention? Wie können die dich in irgendein System stecken und nicht sehen, wer du eigentlich bist und was du kannst, schon erreicht hast?« Mathilda muss wegen all der Absurdität auflachen, ehe sie betreten schweigt.

»Mir ist auch zugleich nach Lachen und Weinen zumute«, erwidere ich. »Ich glaube, so funktioniert unsere gesamte Bürokratie. Ich möchte gar nicht wissen, an der Würde wie vieler Menschen sie täglich kratzen.«

Und doch können wir nicht anders, als es zu den skurrilen Ereignissen, mit denen einen das Leben überrascht, zu sortieren und uns noch eine Weile darüber zu amüsieren. Als Pointe meines Termins entscheiden wir uns jedoch für den anstehenden Computerkurs in extra leichter Sprache.

Ich schlendere über den Bio-Markt auf dem Maria-Hilf-Platz und kaufe für das gemeinsame Abendessen mit Stefan ein. Ich entscheide mich für Lachs mit Backkartoffeln. Zu Hause entdecke ich ein Stellenangebot als Kulturmanagerin in einer Eventagentur und fertige eine Bewerbung an, die ich verschicke. Dann beginne ich mit den Essensvorbereitungen. Den Lachs bestreiche ich mit Zitronensaft und lege ihn in eine Backform, deren Boden mit Olivenöl bedeckt ist. Bevor ich die kleinen Frühkartoffeln in Hälften schneide, schrubbe ich sie gründlich mit einer Gemüsebürste. Die offenen Seiten bestreiche ich mit Olivenöl und streue schließlich Rosmarin, Thymian, Oregano, Salbei und Meersalz über sie, ehe ich das Blech in den vorgeheizten Ofen schiebe. Der frische Lachs braucht nur zehn Minuten und kommt erst auf den Backrost, nachdem ich Stefan begrüßt habe.

Wir stoßen miteinander an, da er zum ersten Mal die Leitung für ein kleineres Bauprojekt übertragen bekommen hat. Beim Essen erzählt er mir, dass seine Eltern am Wochenende in die Stadt kommen und er sich freuen würde, wenn wir abends zusammen essen gingen. Mein Herz schlägt bis zum Hals und ich sage überglücklich zu. Während Stefan später auf der Toilette ist, schreibe ich schnell Mathilda und Lena die großartige Neuigkeit: »Ich lerne Samstag seine Eltern kennen und *er* hat es vorgeschlagen!« Ans Ende der Nachricht hänge ich noch eine Vielzahl von Smileys mit Herzen in den Augen an. »Ich freu mich so, Harpalt! Benimm dich ausnahmsweise!«, schreibt meine Schwester mit einem Zwinkern. Auch Lena freut sich und wir verabreden für die kommende Woche einen gemeinsamen Spieleabend.

11. Kapitel

Ich wache auf. Ich liege auf dem Rücken. Meine Zunge brennt. Mein Mund ist trocken und meine Lippen kleben aufgeplatzt aneinander. Mein Körper fühlt sich vollkommen aufgezehrt an, jeder einzelne Muskel auf das Äußerste strapaziert, mein Kopf ist mürbe und unendlich schwer. Panthertag. Ich kann meinen Mund kaum öffnen und versuche verzweifelt, Wortfetzen oder wenigstens Laute zu formen. Es ist totenstill und dunkel. Ich kann mich nicht rühren, nicht drehen, nicht den Kopf anheben, ich fühle mich wie gelähmt. Verzweiflung, Angst, ich will schreien. In meinem Kopf spüre ich nichts außer Lethargie und der Unfähigkeit, klare Gedanken zu fassen. Maja liegt an meinen Füßen, ich spüre kurz Erleichterung. Ich presse die Augen zusammen und versuche, mich mit größter Anstrengung zu konzentrieren. Ich heiße Sarah Elise Bischof. Dreißig Jahre. München. Maja. Anfall. Alles gut, ganz ruhig bleiben, alles gut. Notknopf drücken. Ich taste mit meiner linken Hand auf meiner Bettkante umher, finde aber den Notknopf nicht. Angst steigt hoch, mir wird heiß und ich atme heftiger. Der Notknopf ist immer dort, immer. Ich sammle mich und tanke Kraft. Ich wechsle den Arm und suche auf der rechten Bettseite. Vergeblich. Mich überkommt Panik. Ich habe keine Ahnung, wo mein Handy ist. Ich versuche, mich zu erinnern, zu rekonstruieren. Bilder der letzten Tage flimmern durch meinen Kopf, wenn ich etwas Vertrautes entdecke, versuche ich, es aus dem Bilderstrom herauszufischen und zuzuordnen. Essen mit Stefans Eltern. Die Zwillinge mit Partyhütchen beim Skypen. Jobcenter. Spieleabend. Boxen. Isar. Gestern. Ich sortiere den gestrigen Tag. Kino. *The Grand Budapest Hotel.* Museum Lichtspiele. Zu Hause. Maja. Stefan. Es muss Mittwoch gewesen sein. Nein, Donnerstag, Mittwochabend war ich beim Boxen. Wo ist Stefan? Ich bin allein. Ich forme ganz behutsam meine Lippen, einen Buchstaben nach dem anderen: »E-f-a?«, frage ich zart in die Dunkelheit? »E-f-a?«, wiederhole ich etwas kräftiger. Alles bleibt still. Angst zieht sich in meinem Bauch zusammen. Meine Hose ist nass und klebt an meinem Hintern, es ist mir gleich. Maja vernimmt meine ängstlichen sachten Rufe nach Stefan und tappst vom Bettende hoch, ehe sie sich zärtlich an meine Seite drückt. Ich strecke meinen Arm zu ihr und sie leckt fürsorglich meine Hand ab. Ich kann nicht in Worte fassen, wie froh ich darüber bin, dass sie da ist. Stefan bleibt verschwunden. Ich versuche, wach zu bleiben, ich brauche Hilfe. Noch einmal taste ich nach dem Notknopf, vergeblich. Meine Lider sind schwer, in meinem Kopf wütet die Erschöpfung, ich komme gegen die Müdigkeit nicht weiter an.

Als ich wieder zu mir komme und sachte mit den Augen blinzle, scheint die Sonne durch meine lichten Vorhänge. Maja liegt immer noch treu an meiner Seite und begrüßt mich beim ersten Blinzeln. Meine Gedanken sind durch den zusätzlichen Schlaf etwas besser umrissen und auch meine Erinnerungslücken enträtseln sich zunehmend. Ich habe keine Ahnung, wo Stefan ist. Und wenn er bei mir schläft, liegt der Notknopf im Nachtschränkchen. Wir haben uns wochenlang auf diesen Moment vorbereitet, auf den ersten Anfall. Keine Angst bekommen – ruhig bleiben – Kopf schützen – Notfalltablette zwischen die Lippen legen – warten. Wecken – Wäsche wechseln – Wasser geben – stabile Seitenlage. Ich bin durcheinander und fortwährend ein wenig weggetreten. Ist Stefan wirklich gestern bei mir gewesen? Oder war ich doch allein? Wieso habe ich dann den Notknopf nicht neben mir gehabt? Wie konnte ich das vergessen? Ich weiß doch, dass er überlebenswichtig sein kann. Ich muss mich beruhigen. Ich muss klar denken. Ich habe furchtbaren Durst und muss pinkeln. Vielleicht steht Wasser neben meinem Bett. Nach drei Anläufen habe ich es geschafft, mich auf den Bauch zu drehen und mit aller Kraft an die andere Bettkante zu ziehen. Durchatmen.

Ich muss noch einen Anfall gehabt haben. Ich liege neben meinem Bett auf dem Boden. Mir ist so kalt. Meine eingenässte Hose hat sich immer mehr vollgesogen. Der ganze Hintern, die Oberschenkel, alles ist klamm. Ich kann nicht mehr. Hilfe, denke ich, Hilfe. »I-F-E!« Drei kleine verzweifelte Buchstaben verlassen leise meinen Mund. Ich weiß, dass mich niemand hört. »I-F-E!«, wiederhole ich dennoch. Von irgendwoher vernehme ich das Piepen meines Handys. Verzweifelt taste ich diffus um mich herum – Bett, Heizung, über mir Majas Körbchen, kein Handy. Mein Kopf dröhnt, er muss auf den Boden aufgeschlagen sein. Ich weine. Lautlos. Kleine Tränen kullern über meine Wange. Die Welt um mich ist wie in Nebel eingetaucht. Ich schlafe wieder ein.

Ich werde wach, weil ich mir erneut in die Hose pinkle. Ich bin unfähig, an mich zu halten. Zu sehr schmerzen meine Muskeln, zu kraftlos ist mein Wille, ich habe aufgegeben, dagegen anzukämpfen. Ich warte, bis meine Blase sich entleert hat, und versuche, den nebulösen Zustand zumindest eine Weile zu verlassen und mich zu orientieren. Ich fixiere mit meinem Blick das Fenster. Draußen dämmert es. Ich will einfach nur schlafen, aber ich weiß, ich muss mich zusammenreißen. Meine Medikamente sind überfällig, ich bin dehydriert. Als ich das erste Mal zu mir kam, war es stockfinster. Vielleicht war es eins, vielleicht vier. Vielleicht liege ich seit 14 Stunden in meiner nassen Hose. Ich ziehe mich an Heizung und Bett zum Nachtschränkchen. Ich komme nicht an das richtige Fach. Ich reiße am Schränkchen, bis es umfällt, auf mich fällt, die Schublade trifft meine Schulter, ich spüre es kaum. Ich arbeite mich mit den Händen durch das Potpourri aus Tabletten, Taschentüchern, Haargummis und weiterem Kladderadatsch, bis ich endlich den Notknopf finde und drücke. Als sich eine Stimme meldet, könnte ich weinen vor Glück. »Brauchen Sie Hilfe, Frau Bischof?«

Ich nicke, für die Stimme unsichtbar, und murmele ein »A-a, hm« oder so ähnlich.

»Brauchen Sie einen Krankenwagen?«

Nein, denke ich, bitte nicht, bloß nicht. »E-e!«

»Nein, Frau Bischof?«

»Ei!« Ich bekomme Angst, ich will nicht ins Krankenhaus.

»Bleiben Sie ruhig, Frau Bischof. Eine Pflegekraft ist auf dem Weg zu Ihnen. Ich bleibe bei Ihnen in der Leitung, bis mein Kollege eingetroffen ist. Können Sie alles bewegen?«

»A-a.«

»Versuchen Sie nicht, sich selbstständig zu helfen. Atmen Sie tief durch und schließen Sie die Augen, bis Hilfe eingetroffen ist.« Die freundliche Stimme redet mit mir, bis ich den Schlüssel im Schloss höre und ich nicht mehr an mich halten kann. Wenn ich nicht zu schwach dafür wäre, würde ich jetzt zusammenbrechen. Erleichterungstränen fließen an mir herunter. Ein Pfleger ist da. Er kennt meine Akte genau. Er fragt mich nach meinem Zustand und wo ich Schmerzen habe. Er legt mich auf eine Decke, bis er meine Bettwäsche gewechselt hat. Ob ich noch einmal muss? Ich nicke. Er bringt mir eine Bettpfanne und wäscht mich, ehe er mir saubere Sachen anzieht und mich ins Bett legt. Er fragt, ob ich meine Medikamente nehmen konnte. Ich schüttle meinen Kopf. Er reicht mir die Medikamente und zusätzlich eine Tavor, um weiteren Folgeanfällen vorzubeugen. Soll er eine Kontaktperson anrufen? Ich nicke. Lena? Ich nicke erneut. Er verschwindet im Bad, wo er meine dreckige Wäsche in die Wanne legt und die Pfanne reinigt. Ich höre seine Stimme, er hat Lena erreicht. »Sie kommt gleich!«, teilt er mir mit. »Ihr Hund hat ins Badezimmer gemacht, ich habe das beseitigt. Soll ich noch mit ihm rausgehen?« Ich nicke und schaue ihn dankbar an. Arme Maja, denke ich und fühle mich schlecht, sie kann doch am wenigsten dafür. Ich bin so froh, dass es Menschen gibt, die es sich zum Beruf machen, anderen zu helfen. Der Notpfleger ist mein Held. Müdigkeit überkommt mich.

Ich werde von Lena geweckt, die sich an mich drückt und erst einmal gar nichts sagt. Sie hält mich fest, ich weine. Schon wieder. »Du Tokfia – Dummerchen –, du musst hier so lange gelegen haben. Wo ist denn Stefan, ich dachte, der war bei dir?« Ich ziehe die Schultern hoch. »Oh Gott, trink erst einmal was.« Lena hält mir ein Wasserglas hin, ich sauge so kräftig wie möglich an dem Strohhalm. Anschließend holt sie Wundsalbe und versorgt meine schmerzenden Lippen. Auch das Gesicht cremt sie mir ein und bürstet meine Haare. Sie weiß, dass es mir wichtig ist, nicht ganz auseinanderzufallen, und dass ich mich so deutlich besser fühle.

»Ie ät is es?«, frage ich langsam.

»Halb sieben. Schlaf ein bisschen. Ich räume hier auf.«

»Ei! Ich eg-geh!«

»Ich gehe nicht weg, ich bleibe bei dir, bis du schläfst, versprochen.« Ich halte Lenas Hand.

»So ill is es. Ab Ang! Ann du wa er-täh-e?«

Lena streicht mir über den Kopf, sie weiß, dass ich nach Anfällen Angst vor Stille habe, und erzählt von ihrem Wochenende mit Jan in Malmö. Vor meinem inneren Auge ziehen Konturen meiner Heimat an mir vorüber. Die Bilder lassen mich das Nordweh in meinem Herzen spüren, aber in erster Linie vermitteln sie etwas Tröstendes und vertreiben die Angst aus meiner Brust. Ich atme gleichmäßig und bin kurz darauf in Träumen verschwunden.

Spät am Abend wache ich auf. Lena sitzt neben mir auf dem Bett und sieht fern. Als sie merkt, dass ich wach bin, fragt sie nach meinem Befinden. Mir tut alles weh, aber es ist alles gut, gebe ich ihr zu verstehen. Ich muss schon wieder. Lena schleift mich, so gut sie kann, ins Bad. Wir müssen lachen, als sie mich aufrecht auf der Toilette hält. Wenn die Natur dem Menschen das Lachen vorenthalten hätte, wären wir bestimmt alle tot. Ich bin froh, als ich wieder liege. Lena füttert mich mit ein paar Nudeln, obwohl ich keinen Hunger habe, ich trinke Magnesium und nehme zur Nacht noch eine Tavor. Ich frage, ob sie weiß, was mit Stefan ist und dass ich ganz wirr sei. Eigentlich war ich mir sicher, dass er gestern bei mir geschlafen hat, aber dann war er nicht da und ich habe das Gefühl, ich bin einfach durcheinander im Kopf.

»Nein, Sötnos, alles ist gut. Du warst allein, mit Stefan ist alles in Ordnung. Ich habe mit ihm gesprochen. Alles ist gut. Dein Gehirn muss sich erst einmal erholen, dann erinnerst du dich wieder. Schlaf jetzt, das ist das einzig Wichtige gerade.« Beim Einschlafen versuche ich ihr zu danken und nuschle undeutlich vor mich hin. Lena drückt meine Hand: »Immer, das weißt du doch. Wir beide.«

»Ich habe dich angelogen, es tut mir so leid. Aber wir müssen reden«, sagt Lena am nächsten Morgen, nachdem wir schon eine Weile wach sind. Sie hat sich freigenommen. Wir liegen im Bett und essen Müsli.

»Angelogen?«, frage ich verwundert. Lena hat mich noch nie angelogen. Wir können uns tatsächlich alles sagen, auch Unangenehmes.

»Stefan war vorgestern Abend bei dir, als du deinen Anfall hattest.«

»Was? Wieso war er dann weg? Wann ist er gegangen?« Ich verstehe wirklich gar nichts mehr, wo zum Teufel musste er mitten in der Nacht hin? Und warum hat er sich gestern nicht gemeldet?

»Sarah, ich muss dir das jetzt so sagen, wie es ist. Es tut mir unfassbar leid, aber vielleicht ist es auch gut, dass du es jetzt weißt. Stefan ist gegangen, als du deinen Anfall bekommen hast.«

»Du lügst, das glaube ich nicht, Lena! Du kennst ihn doch, das würde er nie machen. Wie kommst du auf so etwas?«

»Er hat dir danach eine SMS geschrieben.«

»Das muss ein Missverständnis sein. Zeig mir die SMS.«

»Ich weiß nicht, ob du die Nachricht lesen solltest. Vergiss ihn, schau nach vorn und hak ihn ab.«

»Lena, ich kann das nicht so wie du. Gib mir sofort mein Handy.«

Lena zögert, reicht mir aber schließlich mein Telefon. Ich lese: »Tut mir leid. Als ich dich so gesehen habe, wusste ich, ich kann das doch nicht. Ich wollte einfach nur weg. Bitte denke nicht schlecht von mir. Stefan« Ich starre auf mein Handy und kann doch nicht glauben, was ich lese. Ich lasse das Telefon aufs Bett sinken. Obwohl mich Lena mehrmals anspricht, reagiere ich nicht, sie klingt weit weg. Ich starre einfach nur am Fernseher vorbei ins Nichts und bekomme nicht mit, was um mich herum geschieht. Auf so etwas ist man nicht vorbereitet, kann man nicht sein. Auch nach zehn Jahren weiß ich einfach nicht, wie ich mich jetzt verhalten soll. Ich hätte so gern einen Ratgeber, jemanden, der genau weiß, was ich jetzt zu tun habe, was richtig ist.

»Sarah, bitte sag doch etwas. Irgendetwas.«

»Was denn? Was soll ich jetzt machen?«

»Ich weiß, dass du traurig bist, aber du darfst das nicht an dich herankommen lassen. Du bist so stark und hast schon so viel geschafft, er ist es nicht wert, wenn du dich jetzt seinetwegen fertigmachst.«

»Ich weiß es nicht. Ich bin nicht traurig. Ich fühle gar nichts. Ich weiß nicht, wie man sich fühlt nach so etwas. Wie soll ich mich fühlen?«

»Du sollst dich so fühlen, wie du dich eben fühlst.«

Wir schweigen. Wir schweigen fast den restlichen Tag. Lena bekommt zwischendurch Wutanfälle und überlegt, auf welche Weise sie Stefan am besten umbringen könnte. Als sie abends geht, rolle ich mich aufs Bett, ziehe die Knie an meinen Bauch und heule mir die Augen aus dem Kopf. Ich kann mir einfach nicht vorstellen, dass das wirklich passiert ist. Er ist einfach gegangen? Während des Anfalls? Er hätte doch wenigstens Hilfe rufen können oder Lena verständigen, irgendetwas. Wir haben so oft darüber geredet. Er wusste, dass es nicht schön ist, aber ist es so schrecklich? Was mute ich seit zehn Jahren anderen Menschen zu? Ich kann nicht anders, ich rufe ihn an. Er nimmt nicht ab. Ich schreibe ihm: »Stefan, bitte melde dich doch, ich denke, wir müssen reden.« Stille. Ich drehe mich hin und her. Es fühlt sich wie eine Ewigkeit an, bis schließlich mein Handy piept: »Es gibt nichts zu reden. Ich kann es nicht. Das war auch nicht leicht für mich. Bitte melde dich nicht mehr.« Es ist wahr. Es gibt nichts hinzuzufügen. Keine Erklärung, keine guten Wünsche. Ich heule mich in den Schlaf.

12. Kapitel

Von Anfällen kann ich mich erholen. Von Stefans erniedrigendem Verhalten hingegen nicht. »Er hat mich einfach so liegen lassen«, hallt es Tag für Tag durch meinen Kopf. Nachts wache ich schweißgebadet auf und suche panisch nach meinem Notknopf. Erst wenn ich ihn fest umschlossen in meiner Hand weiß, kann ich wieder einschlafen. Ich kann es Stefan nicht übelnehmen, dass er schlussendlich doch nicht mit den Anfällen umgehen konnte. Ich weiß, wie Anfälle aussehen, und wenn er das nicht ertragen kann, dann ist das menschlich und nur richtig, dass er ehrlich zu mir war. Ich weiß, dass zu Liebe auch Mut gehört. Und ich weiß, dass es nicht immer leicht ist, einen Partner zu haben, der behindert ist. Ich habe besondere Bedürfnisse, die auch meinen Partner und seinen Alltag betreffen. Es ist nicht selbstverständlich, dass mich jemand so sehr lieben kann, dass er bereit ist, alles mit mir zu tragen, was auch immer die Zukunft für uns bereithält. Die Epilepsie ist heimtückisch, hinter jeder Ecke könnte der eine Anfall lauern, der mich so schwer versehrt, dass sich das ganze Leben ändert. Ich habe lange gebraucht, mit diesen potenziellen Gefahren zu leben, ohne sie die ganze Zeit in meinem Kopf zu haben, und nicht aus Angst vor ihnen meine Gewohnheiten zu ändern. Ich erinnere mich an die erste Zeit mit meiner Erkrankung. Ich habe in jeder Aktivität einen Anfallsauslöser befürchtet und so saß ich am liebsten Abend um Abend auf meinem Sofa und las oder schaute fern. Nach unangenehmen Erfahrungen mit Anfällen in der Öffentlichkeit, bei denen ich von fremden Menschen entweder ignoriert oder beschimpft worden war, brach mir schon beim Verlassen des Hauses Angstschweiß aus. Ich werde nie vergessen, wie ich nach einem Anfall einmal im Supermarkt zu mir kam und eine ältere Frau mich im Vorbeigehen nicht nur unsanft beiseiteschob, sondern darüber hinaus auf mich einschimpfte, dass das davon komme, wenn sich die jungen Leute heutzutage immerzu ins Koma saufen müssten. »Widerlich«, sagte sie kopfschüttelnd und ließ mich zurück. Es dauerte, bis ich Hilfe bekam.

So, wie ich meine Zeit brauchte, mich mit der Epilepsie zu arrangieren, ist es mir klar und ich habe es auch schon bei Matthias erlebt, dass ein Partner ebenso eine gewisse Zeit braucht, sich mit der Epi auseinanderzusetzen und sie in den Alltag zu integrieren. Doch obgleich ich es Stefan nicht verübeln mag, dass er von der Krankheit überfordert ist, wiegt für mich umso schwerer die unmenschliche Tatsache, dass er mich einfach zurückließ. Ist er so kalt? Wie konnte ich mich derart in einem Menschen täuschen? Er wusste, dass ich mir nicht selbst helfen kann, dass ich geweckt werden muss, dass ich hilflos ausgeliefert bin. Wie kann es sein, dass er keine Erste Hilfe leistete, niemanden verständigte? Er hatte die Nummer von Lena, er hätte auch einen Krankenwagen rufen können, den Notknopf drücken, meinen Nachbarn verständigen, irgendwas.

Ich sitze in meinem Computerkurs und kann mich trotzdem nicht aus diesem Gedankenkarussell befreien. Meiner Teilnahme am Kurs schadet dies nicht. Ich sitze zwischen einem Haufen Menschen, die noch nie ein Word-Dokument erstellt haben, und folge brav den Anweisungen, um nicht aufzufallen. »Drücken Sie nie eine Taste, die Sie nicht kennen«, wiederholt der Leiter zum mindestens siebten Mal. Wir schreiben: »Herr Müller war Feuerwehrmann. Herr Müller hatte einen schweren Unfall. Jetzt lernt er einen anderen Beruf.« Der Leiter stellt sich neben mich: »Frau Bischof, bitte tippen Sie nur mit einem Finger. Das ist leichter.« Ich tippe mit nur einem Finger. »Herr Müller hat Spaß. Er lernt das Schreiben an einem Computer. Das hilft Herrn Müller im neuen Beruf.« Ich bin mir sicher, dass ich bald ein größeres Aggressionsproblem haben werde.

Nach dem Kurs gehe ich an die Isar. Ich komme nicht über die Albträume hinweg. Ich versuche krampfhaft, an etwas anderes zu denken, als ich plötzlich Stefan sehe, nur wenige Meter von mir entfernt. Ich versuche, ruhig zu bleiben und schnell einen Notfallplan auszuarbeiten. Ich zische Maja an und versuche mich hinter einem kleinen Busch zu verstecken. Der Busch reicht mir maximal bis zur Hüfte. Verdammt, denke ich, was mache ich bloß, damit er mich ja nicht entdeckt? Ich trage ausgelatschte Sneaker, eine graue Jogginghose und ein schlabberiges Shirt. Boden, tu dich auf! Hilflos fummle ich an meinem Schuh herum und gebe mich so beschäftigt wie möglich. Ich bin mir sicher: Ich bin ganz leicht zu übersehen, wenn nur der Hund nicht wäre. Maja begreift den Ernst der Lage nicht und lungert weiterhin auf dem Weg herum, obwohl ich sie im Flüsterton zu mir rufe. Dieser blöde Hund, denke ich, natürlich wird Stefan mich so entdecken.

»Maja!«, zische ich noch einmal in ihre Richtung. »Komm jetzt her. Maja! Du bekommst nie wieder Würstchen! Das ist mein Ernst! Maja! Komm!« Ich verfluche mich dafür, dass ich sie stets unangeleint herumlaufen lasse, blöde antiautoritäre Hundeerziehung. In meinem nächsten Leben mache ich alles anders!

»Sarah?« Ich blicke so überrascht wie möglich hoch und schaue direkt in Stefans Gesicht.

»Oh, ich habe dich gar nicht gesehen«, lüge ich. Wieso kann er nicht einfach an mir vorbeigehen? Er war es doch, der geschrieben hat, wir hätten nichts mehr zu bereden, dann soll er mir auch nicht Hallo sagen. Ein Münchner Pfauenmädchen stolziert untergehakt neben ihm her. Eines von der Sorte, das Sommer für Sommer in seinen Hotpants – die in etwa so viel Stoff wie meine Unterhöschen aufweisen – durch die Stadt flaniert, die Beine bereits Mitte April mittelmeerbraun, ehe es auch nur einen Fuß auf die Grundstücke und Boote der Freundesfreunde auf Ibiza, in einen wohlklingenden Ort an der Côte d'Azur oder die Gosch-Terrasse auf Sylt gesetzt hat. Ich möchte brechen.

»Ich habe dich gar nicht gesehen, aber als ich Maja sah, wusste ich, du kannst nicht weit sein. Geht's dir wieder besser?«, fragt Stefan.

»Alles super, ich muss dann auch mal weiter.« Ich haste an ihm vorbei.

»Willst du das nicht aufheben?«, fragt Stefan und deutet auf Maja, die gerade in Seelenruhe ein Häufchen macht. Danke, Maja, danke. Als wäre die Situation nicht unangenehm genug. Vor den Augen von Stefan und seinem Pfauenweibchen bücke ich mich und tüte mit einem dieser roten Beutelchen Majas Häufchen ein. Schon einmal jemanden gesehen, der elegant und grazil ein Hundehäufchen einsammelt? Ich auch nicht. Ich ergreife die Flucht und erwäge kurzzeitige Umzugspläne. Gut, dass der Münchner Mietmarkt das nicht zulässt.

Später im Supermarkt bin ich mir sicher, dass der Tag nicht mehr schlimmer werden kann. Ich weiß, ich irre mich, als ich vor Carina stehe. Sie sieht blendend aus, ich trage immer noch meine Jogginghose, habe jetzt auch noch eine rote Mütze auf dem Kopf und in der Hand zwei Flaschen Wein und eine Fertigpizza. »Oje, hattest du schon wieder einen Anfall?«, fragt sie mitfühlend. Keine Ahnung, wie sie darauf kommt, aber ich sage sozusagen im Schutzreflex Ja und versuche bedröppelt und krank auszusehen. »Du siehst auch wirklich schlimm aus, tut mir leid.

Gute Besserung und melde dich, wenn du etwas brauchst.« Ich bedanke mich aufrichtig und entschwinde schnellstens Carinas mitleidigen Blicken. Ich weiß zwar nicht, warum, aber allein damit Carina nicht denkt, dass ich immer so scheußlich aussehe, humple ich aus dem Laden hinaus.

Auf dem Rückweg brülle ich Lena auf die Mailbox, dass sie gefälligst zu mir kommen und sich mit mir betrinken solle, weil ich das sonst allein machen müsse.

Zwei Stunden später trinken wir auf meinem Bett Rotwein und kugeln uns vor Lachen darüber, wie ich mich erfolglos vor Stefan versteckt und Maja mich ins Schlamassel gestürzt hat und ich dann auch noch in Carina hineinlief und einen Anfall vorgab. Ich habe ein schlechtes Gewissen. Ich habe mir noch nie einen Anfall ausgedacht, um unangenehmen Situationen zu entkommen oder eine gute Ausrede zu haben – aus Angst vor der Rache des Karmas. Lena beruhigt mich und erzählt mir, dass sie meine Krankheit seit Jahren als Ausrede benutze. Wenn sie ein mieses Date habe: »Oh, meine beste Freundin hatte einen Anfall, ich muss los, sorry.« Familienfeste von Jan: »Meine beste Freundin hat gerade eine Anfallsserie, ich kann leider nicht kommen.« Sie hat verschlafen: »Entschuldigung, aber meine beste Freundin hatte gestern einen Anfall, ich war noch mit ihrem Hund draußen.« Ich fasse es nicht und schaue Lena entgeistert an, die mir zufrieden berichtet, dass bei Epilepsie keiner nachfrage, sondern ihr höchstens mitfühlend die Schulter tätschele. Wir lachen uns scheckig. Zuletzt erzähle ich noch von meinem Computerkurs. »Der arme Herr Müller«, sagt Lena, »der musste bei seiner Umschulung genauso dämliche Kurse machen wie du.« Mit einer Freundin wie Lena lässt sich wirklich alles ertragen.

Mein zweiter Tag im Computerkurs beginnt wieder mit den mahnenden Worten meines Leiters, dass wir keine Knöpfe drücken sollen, die er uns noch nicht erklärt habe. Während die Computer gestern bereits eingeschaltet waren, lernen wir heute das eigenständige Hochfahren vom PC. Mir wird erklärt, dass das selbstständige Bedienen meine Unabhängigkeit im Alltag fördere. Im Internet seien wir außerdem zunächst alle gleich und das sei doch auch der Grundsatz der Inklusion, wird mir erläutert. Falls wir etwas nicht verstünden, sollten wir uns jedoch nicht ärgern, das Wichtigste sei doch, dass wir dazugehörten, teilhätten, dabei seien, uns den modernen Computerbenutzern zugehörig fühlten. Ich kann ihm nicht widersprechen, aber meine Teilnahme sorgt nicht direkt dafür, dass ich mich besser fühle. Diese Schulungen sind toll, haben jedoch nicht das Entfernteste mit meiner individuellen Qualifikation zu tun. Ich versuche, mich in die Lage von Menschen zu versetzen, die das psychisch härter trifft. Ich wäre vor nicht allzu langer Zeit selbst innerlich daran zerbrochen, dass mir aufgrund meiner Erkrankung so wenig zugetraut wird und ich so ein pauschales Programm durchlaufen muss.

Ich habe mich neun Jahre durch mein Studium gekämpft und so viel einstecken müssen. Dann bin ich zum Arbeitsamt gegangen, um Hilfe zu bekommen. Ich habe erwartet, dass ich hinsichtlich meiner Epilepsie über meine Rechte aufgeklärt würde, Tipps für Bewerbungsgespräche erhielte und mir vielleicht jemand aus dem Erfahrungsschatz berichte, wie man am besten in Bewerbungsgesprächen mit so einer Erkrankung umgehe. Ich habe auf Hilfe und Unterstützung gesetzt und gehofft, dass mir Zuversicht vermittelt und dass ich nicht geistig kleingemacht würde.

Am Abend liege ich im Bett und scrolle durch Tinder. Ich konnte es nicht lassen und habe mich da nun ebenfalls angemeldet. Wenn mit Jakob schon der dritte Mensch in meinem Umkreis dort sein Glück gefunden hat, kann es doch gar nicht so verkehrt sein.

Schon nach den ersten Profilen fällt mir angesichts der veröffentlichten Fotos der Männer ein Muster auf. Auf einem Foto präsentieren sie sich in der Regel beim Extremsport. Sie mountainbiken oder klettern oder haben schon waghalsige Fallschirmsprünge hinter sich. Abenteuerlust scheint ein Attribut zu sein, das Männer sich gern selbst zuschreiben. Ebenso ein Muss sind Fotos von Winter- sowie Wassersport. Man sieht von den Männern so wenig, dass es auch Bilder von anderen Leuten aus dem Internet sein könnten, und ich frage mich tatsächlich, wofür das gut sein soll. Was sagt es über jemanden aus, dass er surfen und Ski fahren kann? Als wären das in irgendeiner Weise Merkmale, die den Ausschlag geben könnten. Mit einem Foto vor dem Taj Mahal wird gern dargestellt, wie weit man herumgekommen ist - eine Eigenschaft, die im 21. Jahrhundert zum guten Ton gehört. Fernflüge sind für mich nicht so einfach zu stemmen, sie bringen große gesundheitliche Umwälzungen mit sich. Im Zweifelsfall muss ich die Einnahme meiner Medikamente verschieben, was augenblicklich die Anfallsgefahr erhöht. Außerdem komme ich von dem schönsten Fleckchen dieser Welt, warum sollte ich in die Ferne streben, wenn das große Glück in Lomma wohnt? Ich scrolle weiter und verteile fleißig ein X nach dem anderen und selten auch einmal ein Herzchen. Nur Kandidaten, die keines der oben beschriebenen Bilder eingestellt haben und auch keins mit einem Sonnenuntergang, bei dem die Sonnenbrille den letzten sichtbaren Rest ihres Antlitzes verdeckt, sowie mit wilden Tieren oder einem Hund, der schlussendlich nicht einmal ihnen gehört, bekommen eine Chance. Während ich über Jakob stolpere, blinkt mein Handy auf: »It's a Match.« Und nun?, denke ich und schaue mir stattdessen wieder Jakobs Profil an. Wieso ist er noch angemeldet? Er ist doch ach-so-glücklich mit seiner Carina. Seine Fotos sind schlicht und schön. Auf einem Foto lacht er glücklich in die Kamera, ich habe es im letzten Sommer am Gärtnerplatz aufgenommen. Sein anderes Bild mit Brille und einer blauen Seemannsmütze kenne ich noch gar nicht. Wie schön er ist, denke ich schon zum zweiten Mal in so kurzer Zeit. Ich fotografiere sein Profil ab und schicke ihm das Foto. »Lieblingsmatch«, schreibe ich dazu.

Jakob antwortet mit einem zwinkernden und einem lachenden Smiley. »Tinder nicht so spät, Madame«, schreibt er zurück. Ich verstehe nicht und hake nach. »Kleines Dummerchen, überleg mal, was die Männer so denken, wonach jemand sucht, der um diese Uhrzeit tindert. Wahre Liebe wohl eher nicht.«

Oh mein Gott. Ich reiße panisch die Augen auf. Was für eine Mogelpackung. Alle werben für diese App, weil das Dating angeblich nie leichter war, und dann gibt es auch da irgendwelche ungeschriebenen Gesetze, von denen ich als Letzte erfahre. Wer nachts tindert, will schnackseln. Lektion gelernt. Schnell lösche ich meine bisherigen drei Matches und schaue noch ein bisschen herum. Doch nach Jakobs Profil spricht mich kein weiteres mehr an. So wie ich das verunsichernde Gefühl, das ich bei Jakobs Profil empfinde, und die Tatsache, dass ich die anderen Männer nun an ihm zu messen scheine, abschüttele, wische ich auch alle Profile mit einem X weg. Nur Jakob mag ich ein Herz schenken. Ob die doofe Carina gerade bei ihm ist? Ich bin so eine blöde Kuh. Niemand möchte besitzergreifend sein. Und ich bin es. Und zu allem Übel auch noch bei jemandem, mit dem ich noch nicht einmal schlafe. Wenn ich ihn wenigstens mal geküsst hätte. Wie zum Teufel soll ich denn jemals diese Welt und all ihre komplexen Zusammenhänge verstehen, wenn noch nicht einmal mein eigenes Innenleben auch nur den Hauch eines Sinns für mich ergibt. Bevor ich schlafen gehe, lösche ich die App wieder. Anstelle von Ablenkung und kleinen Tagträumereien hat sie nur noch mehr Verwirrung geschaffen.

13. Kapitel

Ich stecke mitten in einer Anfallsserie, es ist furchtbar. Kaum hat sich mein Körper regeneriert, bricht der nächste Anfall über mich herein. Ich versuche, so gut wie möglich meinen Alltag aufrechtzuerhalten und zumindest Hundespaziergänge, meinen Haushalt und Physiotherapie zu bewältigen. Mitten in so einer Anfallsserie ist es mir unmöglich, auf die andere Seite zu schauen, hinter die Anfallswand, es ist unvorstellbar, dass diese Spirale wieder durchbrochen werden kann, und die Zeit vergeht verteufelt langsam. Teile meines Gesichts kribbeln aufgrund der vielen Krämpfe und mein linkes Bein lahmt. Ich denke nur von Moment zu Moment, horizontlos. Ich spreche durchgehend undeutlich und bin so müde, dass ich mich nicht mehr bewegen möchte. Mein Selbstbewusstsein fühlt sich an, als hätte es eine gehörige Tracht Prügel einstecken müssen. Jakob ist täglich bei mir und Lena kommt, so oft es ihr Job zulässt, darüber hinaus bekomme ich professionelle Hilfe und mein Nachbar Tobi führt jeden Morgen Maja aus. Über Stefan verlieren wir kein Wort mehr. Ich habe jedem Einzelnen in meinem Umfeld verboten, seinen Namen jemals wieder zu erwähnen.

Nach jedem Anfall denke ich, dass ich noch einen einfach nicht bewältigen könnte. Die Krämpfe nehmen so viel Raum ein, dass es sich anfühlt, als würden sie mich aus meinem eigenen Leben verdrängen. Ich weiß, dass sich jede Sekunde der Schalter in meinem Kopf erneut umlegen und mir meine Kraft, meinen

Willen und meine Würde nehmen kann, mein Leben bedroht und die Menschen, die ich liebe, erschreckt. Meine Schuldgefühle werden immer größer. Ich bin wütend, wenn Jakob und Lena kommen und es mit so viel Leichtigkeit nehmen. Ich bin wütend, dass sie so selbstlos für mich da sind. Ich hasse mich dafür, dass sie das alles mittragen müssen. Ich hatte noch nie so große Schuldgefühle. Sie sind so mächtig, dass ich denke, ich werde Lena und Jakob niemals im Leben wieder gerecht werden, ihnen zumindest ein Fragment davon zurückgeben können, was sie mir gerade geben. Ich bin es so leid. Was hat es noch für einen Sinn, täglich diese furchtbaren Medikamente zu nehmen? Ich schäme mich und fühle mich erbärmlich. Es ist so schlimm wie nie. Ich weiß: Ich muss in ein Krankenhaus. Die Epilepsie beeinträchtigt mein Leben auf so vielerlei Weise. Es geht nicht um den Zustand, windend und krampfend auf dem Boden zu liegen, in einer anderen Welt. Es ist das, was sie zwischen den Anfällen mit einem macht. Dass sie einen umso schlimmer angreift, je wehrloser und schwächer man ist, dass sie einen kleinkriegt. Dass sie unberechenbar und eiskalt in jeder Sekunde zuschlagen kann und wird. Es ist, als würde sie meinen Kopf unter Wasser drücken und wieder loslassen – und noch ehe ich wieder richtig Luft bekomme, erneut untertauchen. Wieder und wieder, jedes Mal ein bisschen länger.

Mein Vater kommt morgen und holt mich nach Malmö.

14. Kapitel

Mein Vater landet am Vormittag und kommt direkt zu mir. Gemeinsam packen wir meine Sachen zusammen. Lena und Jan helfen uns. Am Nachmittag essen wir im Innenhof Zimtschnecken von Mama, die Papa mitgebracht hat. Lena genießt jeden Bissen. Ich weiß, ich kann ab morgen wieder täglich Zimtschnecken essen. Jan versteht all den Wahnsinn um die schwedischen Kanelbullar nicht. »So viel Gewese um ein Gebäck«, hat er früher immer gesagt. Inzwischen hat er gelernt, dass er sich selbst den größten Gefallen tut, wenn er in solchen Momenten den Mund hält. Papa, Lena und Jan spielen auf dem Rasen noch eine Partie Wikingerschach. Ich schaue ihnen zu und merke, wie sehr ich mich auf Zuhause freue.

Am Abend sitzen wir gemeinsam in meiner winzigen Wohnung. Ich habe zum Abschied meine berühmten schwedischen Köttbullar gekocht. Geriebener Käse, Zitronenschale, Zimt und Muskat verleihen meiner ganz eigenen Fleischbällchen-Version einen kleinen orientalischen Hauch und eine besondere Note. Ich serviere sie mit frischer Pasta in einem Tomatensugo. Mein Vater hat zusätzlich einen Feldsalat mit Granatapfel und Mozzarella angerichtet. Wir sitzen noch eine Weile beisammen, ehe ich mich wehmütig von Lena und Jan verabschiede. Ich weiß nicht genau, wann ich wiederkomme, es hängt davon ab, wie lange es dauert, bis Ruhe in meine Gehirnströme und somit mein

Leben eingekehrt ist, eventuell muss eins meiner Medikamente ausgetauscht werden.

Am nächsten Morgen fahren wir zum Bahnhof. Aufgrund der Anfallsserie soll ich Flugreisen vermeiden und so bleibt nur die Bahnfahrt, da ich mich dort im Gegensatz zu der sich dem Flug anschließenden Autofahrt hinlegen kann. Zwölf Stunden brauchen wir von München nach Malmö, in Hamburg und Kopenhagen müssen wir umsteigen. Nur Lena und Tobi wissen, dass ich abreise. Tobi wird sich um meine Pflanzen und meine Post kümmern. Ich habe es nicht übers Herz gebracht, Jakob davon zu erzählen. Ich habe ihm einen Brief geschrieben.

Wir stehen auf dem Bahnsteig und warten. Normalerweise stehen die Züge, die hier starten, schon bereit und wir wundern uns jetzt über den leeren Bahnsteig. Irgendwann ertönt die Durchsage, der ICE nach Hamburg falle heute aus. Das fängt ja gut an. Wir eilen, so schnell ich denn kann, zum Reisecenter, um eine neue Verbindung herauszufinden. Es gibt keine Schlange und wir wollen uns gerade darüber freuen, als wir sehen, dass Wartenummern gezogen werden müssen. Wir bekommen die 391. Hoffnungsvoll schauen wir zur Anzeigetafel.

»328«, murmelt mein Vater frustriert. Wir stehen unschlüssig herum, ehe er erneut zum Reden ansetzt: »Sag mal, neben dem normalen Nummernknopf war da doch ein weiterer für Schwerbehinderte. Du hast doch deinen Ausweis dabei?«

»Ja, natürlich, aber das wird bestimmt megaunangenehm. Die Leute glotzen mich alle an und denken sich, dass ich ganz bestimmt nicht behindert bin, und dann fühle ich mich schlecht.«

»Du bist aber behindert.«

»Mir ist das aber unangenehm, ich will nicht, dass schlecht von mir gedacht wird.«

»Sarahkind, siehst du hier irgendwen, den du kennst und dessen Meinung dir wichtig ist?«

Ich verneine und wir begeben uns zurück zum Nummernkasten. Ich weiß, dass ich ein Anrecht darauf habe, diesen Knopf zu drücken, dennoch hadere ich mit mir. Ich stelle mich leicht mit dem Rücken zum Kasten, sodass ich hinter mir den Knopf so unauffällig und schnell wie möglich tätigen und den Zettel entnehmen kann. Im Gegensatz zu den ansonsten beinahe lautlos heraussurrenden Zettelchen ertönt diesmal ein lauter Gong. Mein Vater schaut mich mit großen Augen an und rückt ein ganzes Stück von mir weg, ihm schwant Böses. Ich werfe ihm giftige Blicke zu, doch er gibt längst vor, nichts mit mir und dieser Geschichte zu tun zu haben. Nach dem Gong teilt mir und dem gesamten Reisecenter eine Stimme mit, dass meine Nummer D107 laute: »Bitte folgen Sie der gestrichelten roten Linie auf dem Boden bis zum Querstreifen. Dort befinden sich auf der rechten Seite zwei spezielle Warteplätze für Sie und Ihre Begleitperson.« Schnell gebe ich panisch winkend dem älteren Pärchen auf den erwähnten Sitzen zu verstehen, dass sie bitte sitzen bleiben mögen. »Reisegäste mit einer Sehbehinderung bitten wir, dem Blindenleitsystem in Form von Bodenindikatoren mit Noppen bis zu den Sitzen zu folgen. Wenn Ihre Nummer aufgerufen wird, führt Sie das System weiter zum entsprechenden Schalter.« Ich schicke dankbar ein Stoßgebet gen Himmel, als die Ansage vorüber ist, und spiele mit dem Gedanken, kurz in die Runde zu winken, um mich offiziell vorzustellen, da ich sowieso schon wie eine rosafarbene Giraffe im Zoo begafft werde. Mein Vater vermittelt mir durch dezente Handzeichen, dass ich mich am besten allein um die neue Reiseverbindung kümmern solle.

»Feigling«, zische ich ihm zu, doch er stellt sich taub. Ich weiß schon jetzt, dass wir später über diese Situation, die sich ins Kuriositätenkabinett der Erlebnisse als Behinderte einreiht, in lautes Gelächter ausbrechen werden. Wenige Momente später ertönt abermals ein lauter Gong: »Wir bitten den Fahrgast mit der Nummer D107 zu Schalter vier. Bitte folgen Sie den Pfeilen auf dem Boden. Fahrgäste mit einer Sehbehinderung bitten wir, dem Blindenleitsystem in Form von Bodenindikatoren mit Noppen zu Schalter vier zu folgen.« Allein der letzte halbe Satz zieht sich eine gefühlte Ewigkeit in die Länge. So hilfsbedürftig aussehend wie möglich trete ich an den Schalter, über dem meine Nummer, anders als an den übrigen Schaltern, in einem großen, grün leuchtenden Rahmen blinkt. Ich schiebe dem Bahnmitarbeiter meinen Behindertenausweis und meine Fahrkarte zu und wir erhalten kurz darauf eine neue Verbindung.

Bald darauf sitzen wir in einem ICE nach Berlin, in Kassel werden wir in Richtung Hamburg umsteigen können. Trotz der kurzfristigen Zugänderung haben wir ein Abteil für uns. Maja schaut gespannt aus ihrer Reisetasche. Sie fährt gern mit der Eisenbahn und freut sich auf ein neues Abenteuer. Während sich die Lokomotive in Bewegung setzt und wir langsam aus dem Bahnhof fahren, schaue ich auf die Uhr. Es ist kurz nach neun. Jakob wird bald aufgestanden sein. Nicht mehr lange und er wird zum Briefkasten gehen und meinen Brief finden. Während vor dem Zugfenster die Kulisse meines geliebten Münchens immer schneller an mir vorbeizieht und wir stadtauswärts gleiten, stelle ich mir vor, wie er in einer seiner langen karierten Schlafanzughosen und einem ausgewaschenen T-Shirt an seinem großen Tisch sitzt, seinen Morgenkaffee trinkt und meinen Brief liest:

Mein lieber Jakob,

heute früh bin ich nach Malmö gereist. Die letzten Tage haben mich vollkommen erschöpft und ich konnte meine Hilflosigkeit nicht weiter ertragen. Mein Vater hat mich nun abgeholt, damit ich in Malmö die richtige Hilfe erhalten und mich bei meinen Eltern regenerieren kann. Ich habe es nicht über mein Herz gebracht, Dir von meiner Abreise zu berichten. Jakob, Du bedeutest mir unheimlich viel. Ich bin unfähig, in Worte zu fassen, was ich für Dich empfinde. Ich kann mich und Dich nicht länger belügen.

Ich glaube, ich empfinde zu viel für Dich. Ich weiß, dass ich in Stefan verliebt war. Jedoch war ich nie mit meinem ganzen Herzen bei ihm. Ein Teil war immer bei Dir. Ich habe ihn häufig mit Dir verglichen. Und an allem, was ihn von Dir unterschied, stieß ich mich. Du bist glücklich mit Carina, zumindest wirkst Du glücklich. Und sie ist eine tolle Frau. Wäre sie keine tolle Frau, würde ich sie nicht so furchtbar finden. Zudem weiß ich, dass Du niemals mit einer Person zusammen sein könntest, die nicht großartig ist. Ich will mich für Dich freuen, aber ich kann es nicht von ganzem Herzen.

All diese Gefühle haben mich verwirrt und ich habe bis jetzt gebraucht, um mir einzugestehen, was sie bedeuten: dass ich in Dich verliebt bin. Wahrscheinlich schon seit unserer ersten Begegnung. Lange habe ich akzeptiert, dass wir nur Freunde sind, vielleicht, weil ich ja trotzdem die einzige Frau in Deinem Leben war.

Ich weiß, dass die einzige Möglichkeit, um über Dich hinwegzukommen, darin besteht, Dich nicht zu sehen und auch keinen Kontakt zu Dir zu haben. Das wird unglaublich schwer. Ich liebe Dich als Mensch, als Freund, ich könnte Dich immer um mich haben, Dir alles erzählen. Und ich habe mich noch nie zuvor bei einem Mann so sehr wie ich selbst und so sehr angenommen gefühlt. Aber so komme ich nicht weiter in meinem Leben. Überall ist Chaos, ich habe keinen Job, Anfälle und bin allein. Es ist das einzig Richtige, nach Hause zu fahren und Ruhe einkehren zu lassen, zumal ich Dich und Lena nicht weiter belasten möchte. Ihr tut eh schon zu viel für mich und ich traue mich kaum mehr, Euch in die Augen zu schauen.

Jakob, Du bist der kostbarste Mensch, den ich kenne. Ich kenne niemanden, der mich ebenso sehr unterstützt wie kritisiert. Der meine Gehirngespinste versteht und mit mir tagträumt. Ich liebe es, wie Du lachst und Deine Augen mitlachen. Ich liebe es, wenn man Dir ansieht, dass Du gerade etwas ausheckst. Und ich liebe es, wie Du über die Welt und das Leben denkst. Du gibst mir das Gefühl, genau richtig zu sein. Du bringst mich zum Lachen und nimmst mich in den Arm, wenn ich Ängste habe oder traurig bin. Und Du trittst mir in den Hintern, wenn ich jammere. Und dennoch muss ich Dich loslassen, weil meine Liebe zu Dir ungesund ist.

Irgendwann kommen Zeit und Raum, da wir einfach Freunde sein können, doch gerade kann ich Dir das nicht geben, ohne mich selbst dabei zu verlieren.

Bitte sei mir nicht böse, ich weiß, ich bin ein unbelehrbares Dummerchen, aber das war nie meine Absicht. Ich wünsche Dir, dass Du mit Carina glücklich wirst und sie Dich genau so annimmt, wie Du bist, denn so bist Du genau richtig. Und wenn sie Dir wehtut, bringe ich sie um. Pass gut auf Dich auf.

Und vielleicht leben wir ja doch irgendwann am Amazonas und regieren ein friedliches Urwaldvölkchen.

Ich habe Dich lieb,
Deine Sarah

Panik überkommt mich. Wieso zum Teufel hatte ich diese dämliche Idee mit dem Brief? Was habe ich mir dabei gedacht? Und warum habe ich nicht Lena vorher um Rat gefragt? Sie hätte mich aufhalten können ... Jetzt mache ich alles kaputt. Im schlimmsten Fall zeigt er Carina den Brief und darf nie wieder mit mir reden. Wieso will ich denn alles haben? Ich sollte mich einfach mit der Freundschaft zufriedengeben, aber nein, ich muss jetzt ein riesiges Chaos vom Zaun brechen. Für einen Moment male ich mir aus, was geschähe, wenn ich jetzt die Notbremse zöge. Keine gute Idee, zumal ich in meinem derzeitigen Zustand so richtig weit eh nicht komme. Und womöglich hat Jakob den Brief dann sowieso schon gelesen und ich muss ihm direkt unter die Augen treten. Abzureisen war das einzig Richtige. Schweden ist fast noch ein wenig zu nah.

Ich kann infolge der Anfälle nicht allzu lange aufrecht sitzen und so lege ich mich quer über drei Sitze. Gegenüber sitzt mein Vater, der es genießt, in Ruhe Zeitung lesen zu können. Ich beobachte ihn aus den Augenwinkeln. Seit ich denken kann, ist eins der typischsten Bilder in meinem Kopf, wie er gründlich Zeitung liest. Zwar habe auch ich *DIE ZEIT* abonniert, aber dennoch kann ich es nie über mich bringen, mehr als zwei Artikel zu lesen, die mich nicht einmal indirekt interessieren. Mein Vater liest Zeitungen konsequent von vorn bis hinten und gerade wenn ich ihn, so wie jetzt, mehrere Monate nicht gesehen habe, betrachte ich ihn liebevoll und freue mich darauf, bald wieder in meinem Elternhaus zu sein.

Der Umstieg klappt reibungslos und irgendwann hinter Kassel nicke ich ein, während meine Augen die vorbeihastenden Wolken beobachten. Ich mag es sehr, mit der Eisenbahn zu reisen und die Entfernung zu spüren, die in Form von Schienen unter einem hinwegfliegt.

In Hamburg begrüßen uns Mathilda und die drei Kinder am Bahnhof. Wir haben eine Stunde Aufenthalt, die wir im Café verbringen, ehe wir weiter Richtung Kopenhagen reisen. Hier beginnt meine Lieblingsstrecke. Es ist so wunderbar, Dänemark zu passieren, die Ostsee zu überqueren, an Windrädern, Mühlen, kleinen nordischen Backsteinbauten vorbeizurauschen und die Strände, Strandkörbe, Bootsstege, Dünen und Meeresgräser kleiner Küstenorte innerlich zu fotografieren, um sie an der Pinnwand des Erinnerungsmuseums zu befestigen. Sie vermitteln mir pures Heimatgefühl. Ich bin ein Nordlicht, ein Küstenkind, ein Strandmädchen. Wenn ich aus der Nähe oder Ferne ein Containerschiff entdecke, schlägt mir das Herz bis zum Hals. Ich liebe Containerschiffe. Sie sind für mich das größte Faszinosum überhaupt und verkörpern den Inbegriff von Mysterien und Abenteuern. Meine Lieblingsreederei mit meinem favorisierten Schiff Emma Maersk kommt aus Dänemark und ich freue mich, als der Zug den Hamburger Hafen passiert, über jeden hellblauen Container, auf dem das Firmenemblem mit dem markanten weißen sechszackigen Stern prangt. Wie ein ungeduldiges kleines Kind klebe ich aufgeregt am Zugfenster, um mich an jedem maritimen oder vertraut-skandinavischen Charakteristikum zu ergötzen.

Mit dem kleinen Hund unterm Arm stolziere ich ungeachtet jedweder Schmerzen durch den Kopenhagener Bahnhof und genieße die dänischen Durchsagen. Spaßhaft schimpfe ich auf die chaotischen Dänen, die dies von einem »Verbotsschweden« wie mir (das ist eine der Lieblingsschmähungen der Dänen für uns Schweden) sicherlich als Kompliment auffassen würden.

Ich genieße den Geruch von Pølsern, den roten dänischen Hotdogs, und glücklicherweise gestattet uns die Zeit eine kleine Fika mit Kaffee und Hotdog.

Man fragt sich oft, ob das Verhältnis von Dänen und Schweden zueinander vergleichbar mit siamesischen Zwillingen oder vielmehr verfeindeten Geschwistern sei. Ich würde es eine Hassliebe nennen. Einige meiner besten Freunde sind Dänen, die mit mir die internationale humanistische Schule in Malmö besucht haben. Gern kabbelten wir uns. In Schweden werde alles reguliert und was nicht verboten sei, sei verpflichtend, so etwas wie freie Entscheidungen gebe es nicht, sagen die Dänen. In all unserer politischen Korrektheit seien wir zu gefangen, um eigene Meinungen zu entwickeln, und würden uns sowieso nicht trauen, diese zu äußern. Ich weiß, worauf sie anspielen, und vielleicht üben sie auch in gewissem Maße eine gesunde Gesellschaftskritik, aber ich weiß vor allem, dass sie es nicht böse meinen. Natürlich sind wir uns unheimlich ähnlich und gegen alle anderen südlich von Schleswig-Holstein (das wir grundsätzlich Skandinavien zuschlagen) gelegenen Staaten würden wir uns immer verbünden.

Kopenhagen ist wirklich eine der wunderbarsten Städte weltweit und ich hoffe, dass ich, wenn ich mich erholt habe, Muße habe, um für einen Tag noch einmal hierher zurückzukehren, um das malerische Nyhavn zu besuchen. Legten hier in früheren Zeiten Seefahrer aus aller Welt an, trieben Handel und durchzechten die Nächte mit Freudenmädchen in Hafenkaschemmen, ist es heute der Inbegriff der weltoffenen Ostseemetropole geworden. Trotz aufwendiger Renovierungen sind die Häuser weitgehend unverändert geblieben. Neben vielen weiteren Künstlern lebte in einem von ihnen einst der zauberhafte Märchenerzähler Hans Christian Andersen, der hier unter anderem das Märchen *Das kleine Mädchen mit den Schwefelhölzern* verfasste. Im Sommer blüht das Hafenviertel vor allem an den Abenden auf. Jazzmusik, fröhliche Gespräche und Gelächter werden am Ufer entlanggetragen und ich liebe es, mit meinen Freunden auf der Kaimauer zu sitzen und mitgebrachtes Bier zu trinken und vollkommen in dieser unvergleichlichen und einlullenden Atmosphäre zu versinken.

Kaum sitzen wir im Zug nach Malmö und durchqueren den Öresund, werde ich ganz ruhig. All die laute Aufregung, die schrillen Eindrücke, die Pläne für den Sommer sind wie weggeflogen und ich versuche, jeden Zentimeter, den wir durchreisen, in mich aufzusaugen und keine noch so winzige Veränderung seit meinem letzten Besuch zu verpassen. Meine Ostsee! Wenn ich könnte, würde ich direkt von der Öresundbrücke in ihr verlockendes Nass springen.

Am Hauptbahnhof Malmö Central wartet Mama bereits am Gleis, als wir einfahren. Vor allem Maja freut sich über das Ende der langen Reise und begrüßt Mama stürmisch. »Ich bin wohl der Unwichtigste hier, erst der Hund, dann Sarah und dann ich«, gibt sich Papa beleidigt, als er zuletzt begrüßt wird, nur um von Mama noch eine tröstende Liebkosung abzusahnen.

Auf dem Heimweg plappere ich neugierig über alles, was mir durch den Kopf schießt: »Seit wann haben Anderssons ein neues Auto? Wer wohnt denn jetzt in dem alten Fischerhaus?« Mein Herz fließt über vor Glück, als ich die kleine Pforte zu unserem Haus öffne und beruhigt feststelle, dass sie noch immer nicht geölt wurde. Das vertraute leise Quietschen weckt Erinnerungen in mir. Als Teenager achtete ich stets darauf, nachts über die Pforte zu klettern, um meine Rückkehr besonders im Falle vermehrten Alkoholkonsums so geräuscharm wie möglich zu gestalten, damit mich an der letzten Treppenstufe zu den Schlaf- und Kinderzimmern nicht direkt ein kleines Donnerwetter erwartete.

Es ist nach neun Uhr abends und ob der nahenden Mittsommernächte immer noch hell. Ich liebe die skandinavischen Sommer. Nachdem wir alles ins Haus getragen haben, schlendere ich mit Maja den kleinen Weg hinterm Haus zum Strand hinunter, wo wir uns niedersetzen und ich meine Füße im Sand vergrabe. Maja springt aufgeregt zum Meer, scheucht die Möwen auf und bellt über die See. Fröhlich rast sie durch den Sand und buddelt immer wieder an einzelnen Stellen, um sich danach auf dem Rücken herumzuwälzen. Sie liebt es, durch den Sommersand zu tollen, und ich lache vor Begeisterung laut auf.

Von Jakob habe ich nichts gehört. Zugegeben, damit habe ich gerechnet, aber ist es nicht bei allen noch so hoffnungslosen Liebesangelegenheiten so, dass man dennoch diesen Funken Zuversicht in sich trägt, dass die Liebe am Ende den Wahrscheinlichkeiten trotzt? Nach einer halben Stunde mühe ich mich, meinen erschöpften Körper aufzuraffen, und begebe mich zurück nach Hause, während Maja völlig außer sich um mich herumspringt und hin- und herfetzt, sodass die Sandkörner wie kleine Sterne im bläulichen Halbdunkel funkeln.

Abends liege ich noch lange wach, horche den vertrauten Geräuschen und lasse die vergangenen Tage und Wochen Revue passieren. Nicht an Stefan denken, will ich mir noch sagen, doch es ist zu spät. Das fürchterliche Gefühl der Scham kriecht wieder in mir hoch. Ich fühle mich so gedemütigt, die Gedanken und Gefühle, die ich empfunden habe, sollen wieder verschwinden, doch ich finde partout kein Rezept dagegen.

Mir geht es täglich besser. Ich bin alle paar Tage bei meiner Neurologin in Malmö und kämpfe ehrgeizig an der Wiederherstellung meiner körperlichen Versehrtheit. Meine EEGs präsentieren wieder sauberere Gehirnströme und die Ruhe kehrt ein, dennoch komme ich um eine stationäre Abklärung nicht herum.

Fast jeden Tag telefoniere ich mit Lena, sie hat seit meiner Abfahrt Jakob weder gesehen noch gesprochen, obwohl sie versucht hat, ihn zu erreichen. Lena ist ungeduldig und sagt, wenn es so weitergehe, prügele sie ihn bald nach Malmö. Lena hat uns unsere Freundschaft nie abgenommen. Nicht weil sie die Möglichkeit platonischer Verbindungen zwischen Männern und Frauen abstreitet, sondern weil sie mitbekommen hat, wie es am Anfang zwischen uns knisterte. Als ich ihr von unserem Fast-Kuss berichtete, ist sie schier ausgeflippt angesichts der Tatsache, dass ich danach einfach gegangen bin. »Da wart ihr endlich betrunken und hemmungslos und statt animalischem Sex wählst du den vernünftigen Heimweg? Ich könnte dich schütteln«, höre ich sie heute noch sagen. Außerdem findet sie, dass mir kein Mann so gut tue wie Jakob, womit sie absolut richtig liegt. Er erdet mich und lenkt meine manchmal so verrückten und sprunghaften Gedanken in ruhige Bahnen. Er wiederum gibt zu, dass er vorher ein ziemlicher Eigenbrödler gewesen sei und dass es gut für ihn sei, dass ich ihn immer wieder unter Menschen zwinge. Ich versinke in Gedankenspiele rund um Jakob. Wieso reagiert er so gar nicht? Ist er schockiert? Ist er wütend? Ich möchte nicht, dass er wütend auf mich ist, der Gedanke ist grausam. Vielleicht ist er einfach verwirrt? Ich wünschte, ich würde irgendeine kleine Botschaft von ihm empfangen. Dabei habe ich selbst geschrieben, dass ich es für das Beste hielte, wenn wir keinen Kontakt hätten. Wenn ich Jakob um etwas bitte, dann kann ich mich darauf verlassen, dass er meiner Bitte auch nachkommt. Weshalb also wundere ich mich, wenn er sich doch genauso verhält, wie ich es mir in meinem Brief von ihm gewünscht habe?

Vielleicht hätte ich mir meine Liebe schon letztes Jahr eingestehen müssen und dann um uns kämpfen. Jetzt ist es zu spät.

Vielleicht, vielleicht, vielleicht, denke ich genervt und mir fällt eine von Papas Weisheiten ein, mit der er mich in meiner Jugend zur Weißglut treiben konnte: »Wenn das Wörtchen ›wenn‹ nicht wäre, wäre ›vielleicht‹ vielleicht nie erfunden worden.« Diese Grübeleien können zu gar nichts führen, weil sie Spekulationen sind und nur Jakob allein die wirklichen Antworten kennt. Seine Stille ängstigt mich, weil sie die Wahrheit schreit: Ich liebe dich nicht.

In den nächsten Tagen kümmere ich mich vermehrt um Bewerbungen. Einer meiner größten Träume ist es zu schreiben. Und so schicke ich E-Mails an kleinere Zeitungen und Zeitschriften in München mit der Anfrage, ob ich nicht als freie Redakteurin für sie arbeiten könne. Das wäre so wunderbar mit der Epi vereinbar. Ich würde nie Probleme haben, Deadlines einzuhalten, aber ich könnte mein tägliches Arbeitspensum meiner Tagesform anpassen. Oft frage ich mich, ob ich überhaupt einem strikten Vierzigstundenjob gewachsen bin, und hege große Zweifel daran. Ich weiß einfach, dass mein Körper niemals nach Plan funktioniert. Ich brauche eigentlich immer eine Mittagspause, in der ich mich wenigstens kurz hinlegen kann. Wenn ich Aufträge annehme, werde ich einfach nur an Qualität und nicht Quantität gemessen. Ich könnte immer etwas vorarbeiten und es dann zurücklegen für Monate, in denen es mir gesundheitlich schlechter geht. Ich könnte als Freiberuflerin täglich meine Tagesform abwägen und im Zweifelsfall den Tag langsamer angehen, bis es mir besser geht. Ich bin nicht abhängig von der strikten Montags- bis Freitags-Struktur, sondern könnte auch dies komplett nach meinen individuellen Bedürfnissen ausrichten. Wenn ich einmal den Einstieg geschafft hätte, träten Gewohnheit und Regelmäßigkeit ein. Es wäre wirklich toll, wenn ich diesen Schritt wagen und schaffen könnte. Ich weiß jedoch, dass dies schwer wird, und hoffe daher nach wie vor, einen festen

Job zu finden. Doch die Zukunftsängste wachsen täglich, so sehr meine Eltern und ich uns auch bemühen, uns immer wieder zu sagen, dass sich alles fügen wird. Doch was ist, wenn nicht? Wenn ich keinen Job finde oder keinen, der zumindest annähernd etwas mit meinen Qualifikationen zu tun hat? Täglich geistern neue Alternativpläne durch meinen Kopf, an die sich bis zum nächsten Tag meine Hoffnung klammern kann.

15. Kapitel

Ich habe einen Traum. In meinem Traum wache ich auf und fühle mich gänzlich beschwerdefrei – keine Schmerzen, keine Abgeschlagenheit und erst recht kein Tablettenkater. Wenn ich dann wirklich einmal munter werde und mich gar so wohlig und leicht fühle, überkommt mich stets eine gewisse Panik. Na prima, jetzt bist du tot, denke ich mir. Alles Kämpfen und Ringen vergebens.

Als es mir heute Morgen so geht, denke ich: Muss das jetzt sein? Ohne jemals erfahren zu können, wie Jakob auf meinen Brief reagiert hat? Glücklicherweise vernehme ich innerhalb von Sekunden das gleichmäßige Wogen des nahen Meeres und die rauschenden Blätter. Auch die kleine Hundedame bemerkt meinen Aufwachvorgang und begrüßt den gemeinsamen Morgen mit einem ausgiebigen Nasenschleck.

SUDEP, sudden unexpected death in epilepsy, heißt das Phänomen, dem meine unterschwellige Angst gilt. Für die Ursache dieses plötzlichen Todes Epilepsiekranker, der auch ohne Anzeichen eines vorangegangenen Anfalls eintreten kann, gibt es zahlreiche Mutmaßungen, jedoch keine befriedigende wissenschaftliche Erklärung. Und da Ärzte Wissenschaftler sind, gehört mein gespenstischer Angstbegleiter SUDEP zu den Aspekten meiner Erkrankung, über die niemand mit mir spricht, außer Wikipedia und andere mehr oder minder verlässliche Internetquellen, versteht sich. Die Wahrscheinlichkeit, bei meiner Form der Epilepsie im Laufe des Lebens vom SUDEP-

Geist überfallen zu werden, wird nach Auswertung ausgiebiger Netzrecherche bei 15 bis 20 Prozent liegen. Das finde ich nicht besonders nett. Ich fahre kein Auto oder Fahrrad, ich gehe nicht schwimmen, nie unbedacht über die Straße und halte immer einen Sonderabstand zu Gleisen. Die Vorstellung, aufgrund der Epilepsie, jedoch nicht infolge eines Anfalls draufzugehen, finde ich mehr als hinterhältig. Bei so einer Geschichte, an der zwei Seiten beteiligt sind, in diesem Fall die Epi und ich, sollte doch wirklich jede Seite gewisse Regeln einhalten und dem Gegenüber eine faire Chance einräumen.

»Guten Morgen, Sarahline«, vernehme ich Mamas Stimme, die ihren Kopf in die Tür steckt und mir einen Kaffee ans Bett bringt. Ich verscheuche rasch die bösen Geister aus meinem Kopf.

»Heute ist ein superguter Tag.« Ich strahle sie an. Mama lächelt zufrieden, sie versteht natürlich die tiefere Bedeutung. Ein Morgen, an dem ich mich nicht erst einmal in den Tag kämpfen muss, stellt für meine Mitmenschen ebenfalls eine Erleichterung dar. Meine Eltern sind nach wie vor der Anker in meinem Leben. Wahrscheinlich wird sich das erst ändern, wenn ich verheiratet bin, falls ich jemals verheiratet sein sollte.

Meine Gedanken wandern wie jeden Morgen direkt zu Jakob. An besonders stürmischen Tagen gibt es kaum etwas, das meine inneren Beklemmungen und Ängste so löst wie seine bloße Anwesenheit und die Unerschütterlichkeit, die von ihm ausgeht. Wie konnte ich das alles so lange verleugnen? In Gedanken fahre ich ihm durch den kratzigen, rotblonden Seemannsbart, der mich stets an meine nordische Heimat erinnert, und ziehe allein bei dieser Vorstellung vor Glück die Nase kraus. Aber Jakob ist weit weg und wahrscheinlich bewirkt Carina gerade eine einstweilige Verfügung gegen mich, sodass ich meinen bärtigen Riesen in seinen zotteligen Sachen nicht einmal mehr aus der Ferne anhimmeln darf. Da mir nichts anderes übrig bleibt, schlinge ich meinen Arm wie ein Faultier um Maja und sage: »Ich habe uns alles mit Jakob vermasselt. Ich weiß, du liebst ihn auch so sehr.« Faultiere sind mir sehr ans Herz gewachsen. An Post-Anfalls-Tagen spreche, denke und bewege ich mich in einem ähnlichen Tempo wie sie. Und dass ein Drittel von ihnen stirbt, weil es seinen Arm mit einem Ast verwechselt und vom Baum fällt, finde ich ähnlich fair wie einen SUDEP.

Als ich meinen Kaffee ausgetrunken habe, pirsche ich in die Küche und esse ein paar von Mamas göttlichen Heidelbeerpfannkuchen mit Ahornsirup. Ich würde für sie töten! Mir geht es direkt besser. Meine Mama fragt, wann wir losmüssen. »Um kurz vor elf«, murmele ich. Mama drückt mich. Obwohl es sich furchtbar gut anfühlt, schiebe ich sie weg. Ich will bloß nicht weinerlich werden. Heute muss ich für einige Zeit ins Krankenhaus, damit meine Medikamente neu justiert werden können.

Ich hänge seit drei Tagen an einem dauerhaften EEG. Mit Sekundenkleber wurden Elektroden auf meiner Kopfhaut festgeklebt und an einen Monitor über meinem Bett angeschlossen. Mein Kopf ist mit einem riesigen Turban umwickelt. Ich darf das Bett nicht verlassen. Stattdessen muss ich einen Klostuhl benutzen und mich an der Bettkante waschen. Ich fühle mich furchtbar. Die Tage vergehen nicht. Stattdessen schwebe ich von Tag zu Tag gleichgültiger durch eine eintönige Zeitmasse und kann die Tage nicht voneinander unterscheiden. Ich habe bereits vier Bücher gelesen und mich in die neueste Staffel *Bauer sucht Frau* eingeklinkt. Zwei alte Folgen habe ich angeschaut, um auch wirklich vertraut mit den Bauern und der Materie zu sein. Manche Kulturunterschiede werden sich mir nie erschließen. Wieso sehen die schwedischen Bauern wahnsinnig gut aus, während die deutschen Pendants immer wie ziemliche Trottel rüberkommen?

Meine Eltern kommen täglich zu Besuch und müssen mich mit Büchern, Lakritze und Blaubeeren versorgen. Darüber hinaus vergeht kein Tag, an dem ich nicht mit meiner Schwester und Lena spreche oder meine Großeltern anrufen und fragen, was es Neues gibt. Es gibt nichts Neues und ich habe auch nicht das Gefühl, dass es jemals etwas Neues geben wird. Mein tägliches Highlight ist der Physiotherapeut, der mit mir zweimal täglich Übungen durchführt, damit meine Muskeln nicht zu stark abbauen.

Als meine neue *Bauer sucht Frau*-Leidenschaft einer gefühlten Selbstaufgabe nahekommt, fange ich aus purer Verzweiflung an, Origami-Tiere zu falten. Ich hasse basteln. Es ist ganz wichtig zu wissen, dass es gewisse Dinge gibt, die ich nicht ausstehen kann und in denen ich darüber hinaus furchtbar schlecht bin. Dazu gehören basteln, malen, singen sowie grazil tanzen und gleichzeitig Spaß haben. Ich kann mich furchtbar zusammenreißen und mich auf diese Weise so grazil bewegen, dass ich wenigstens nicht negativ auffalle, doch ich finde es grauenvoll. Furchtbar langweilig und überdies völlig unsinnig, wenn man doch zur gleichen Zeit entspannt an der Bar sitzen könnte. Es gibt jedoch bestimmte Lieder, die in mir gewissermaßen einen Tanzreflex auslösen, das Spektrum reicht von aktuellen Lieblingsliedern von der schwedischen Lykke Li oder dem deutschen Rapper Marteria bis hin zu Achtzigerjahre-Hits und den Spice Girls – woraus ersichtlich wird, dass es nicht zwingend etwas über die Qualität der Musik aussagt. Wie von einer Tarantel gestochen springe ich bei diesen Liedern auf und flippe völlig aus. Meine in diesen Momenten ausgeführten Bewegungen stammen jedoch von einem Planeten, auf dem es Wörter wie grazil, anmutig, elegant oder gar sexy noch nicht einmal gibt.

Obgleich für mich das Basteln so spaßig ist wie Durchfall beim Geräteturnen, bringen mich die kleinen Kraniche und Schmetterlinge, die ich aus Krankenhausbroschüren falte, durch den Tag. Wenn man nichts machen kann, muss man sich zu irgendetwas zwingen, sonst wird man verrückt. Aus meinen Kopfhörern schallt das aktuelle Album meines Lieblingssängers Håkan Hellström. »Vi skulle älska varandra tills jorden gick under – wir sollten uns lieben, bis die Welt untergegangen ist –, du skulle aldrig dö, nej – du solltest niemals sterben –, det skulle aldrig va över för dig – es sollte nie für dich vorbei sein«, singt er und mein Herz seufzt. Ich möchte so gern mit Jakob zu diesem Lied tanzen. Ich wische den Gedanken beiseite und erinnere mich unwirsch daran, dass diese Vorstellungen vollkommener Unfug sind und mir mein Leben nur schwerer machen. Um mich abzulenken, rufe ich meine E-Mails auf und tatsächlich finde ich eine E-Mail in meinem Posteingang, in der mir keine Penisverlängerung, Autoversicherung, sieben Ansätze zur Lösung meiner erektilen Probleme oder ein Treffen mit der blonden Nikki, 18+, aus meiner Umgebung angeboten werden. Stattdessen schreiben Frau Schwenk und ihr Katzenbecher:

Liebe Frau Bischof,

ich hoffe, es geht Ihnen gut und Sie machen in der Klinik Fortschritte. Setzen Sie immer einen Fuß hinter den anderen und erwarten Sie sich nicht zu viel.

Ich bin auf eine Stelle gestoßen, bei der ich spontan an Sie denken musste. Aufgrund unserer individuellen Herausarbeitung Ihrer Stärken bin ich überzeugt, dass diese Stelle zu Ihnen passt und gute Chancen für die Zukunft mit sich bringt.

Ich habe die Ausschreibung in Ihrer Akte als Empfehlung vermerkt und möchte Sie bitten, mir bald eine kurze Antwort zukommen zu lassen. Gern können wir gemeinsam eine Bewerbungsmappe erstellen. Die Firma ist insbesondere in Hinblick auf die Einstellungen von Menschen wie Ihnen ein langjähriger Partner von uns und ich weiß, dass Sie dort gut aufgehoben wären. Gern können Sie mich auch telefonisch unter der bekannten Nummer kontaktieren. Sie erreichen mich zwischen 9 und 12 sowie 14 und 17 Uhr.

Ich wünsche Ihnen weiterhin gute Besserung, mit freundlichen Grüßen,
Brigitte Schwenk

Gespannt ob so viel Enthusiasmus klicke ich auf den Link zur Stellenausschreibung. Die Seite baut sich auf und ich traue meinen Augen kaum. Dreimal schließe ich das Fenster, um den Link erneut anzuklicken, in der Hoffnung auf ein anderes Ergebnis. Doch es taucht wieder und wieder die gleiche Stelle auf: »TEILZEIT-BÜROASSISTENZ AUF EINER BAUSTELLE IN VENEZUELA.« Wütend schleudere ich mein leeres Tablett vom Bettschränkchen, ehe ich weiterlese: »Es handelt sich um eine anspruchsvolle Tätigkeit mit dem Schwerpunkt auf leichten organisatorischen wie verwaltungstechnischen Aufgaben. Die Stelle ist mit sehr guten Sozialleistungen und individuellen Fördermaßnahmen verbunden, die auch auf individuelle Anforderungen zugeschnitten werden können.« Ist das ein neuer Aktionsplan des Jobcenters? Alle Behinderten nach Venezuela zu schicken? Was zum Teufel soll ich da? Und wieso bitte wird mir prinzipiell lediglich eine Teilzeitstelle zugetraut, die obendrein nicht einmal im Ansatz etwas mit meinem akademischen Abschluss zu tun hat? Die Stelle sei auf zwei Jahre beschränkt, falls das Bauprojekt nicht rechtzeitig abgeschlossen sei, könne sie dementsprechend verlängert werden, fährt der Text des Stellenangebots fort. Als einen der Marktführer in Großbauprojekten weltweit preist sich das Unternehmen an. Mit der Aussicht auf mögliche Folgestellen auf anderen Baustellen in Asien, Australien oder Südamerika bei gegenseitiger Zufriedenheit hätten sie mich fast. Ob meine Begeisterungsstürme über meine Sortierfähigkeit ausschlaggebend waren? Was zum Teufel könnte im Rahmen meiner »individuellen« Evaluation den Ausschlag für dieses Angebot gegeben haben? Es ist ja schon schlimm genug, dass die gute Brigitte mir diese Stelle überhaupt vorschlägt, der absolute Affront aber ist, dass ihre E-Mail klingt, als sei dies das beruflich Größte und Beste, was mir überhaupt passieren könne.

Bevor ich mich weiter aufrege und womöglich das EEG-Gerät explodiert, rufe ich meine Schwester an. Gemeinsam können wir lachen und malen uns aus, dass ich nur halbtags arbeite und den Rest des Tages am Strand liege, Venezuela Libre schlürfe und heißen Beachboys auf den Hintern starre. Kurz bevor wir auflegen, fällt Mathilda noch etwas ein: »Sarah, ich habe neulich einen Witz gelesen, den wollte ich dir schon ewig erzählen: Und dann tanzte ich, als würde keiner zusehen. Doch es sah jemand zu und rief einen Krankenwagen, weil er dachte, ich hätte einen Anfall!«

Ich komme aus dem Lachen kaum heraus und habe ebenfalls einen Witz auf Lager, den mir gestern meine Lieblingskrankenschwester erzählte und den ich nun meiner Schwester mitgeben kann: »Pass auf, Mathilda. Was ist der Unterschied zwischen Milchreis und einem Epileptiker?«

»Puh, keine Ahnung ...«

»Der Milchreis liegt in Zimt und Zucker, der Epileptiker liegt im Zimmer und zuckt.«

Nun stimmt auch meine Schwester in mein Gelächter ein. Den Rest des Tages habe ich gute Laune und bin am Abend überzeugt, besonders schöne Kraniche gebastelt zu haben.

In der Nacht wache ich schweißgebadet auf. Mir ist kotzübel. Mein neues Medikament heißt Vimpat, Zebinix wurde abgesetzt. Von Vimpat erhoffen sich die Ärzte weniger Nebenwirkungen und zugleich bessere Resultate hinsichtlich der Anfallshäufigkeit. Die vielen Anfälle der letzten Zeit stammen mit hoher Wahrscheinlichkeit davon, dass die Wirkkraft von Zebinix nachgelassen hat oder mein Organismus es nicht mehr richtig aufnimmt. Eine Medikamentenumstellung ist keine einfache Geschichte. Der Körper hat sich mit den alten Wirkstoffen arrangiert und braucht eine Weile, bis er die neuen Medikamente annimmt. Zudem ist es nicht möglich, genau vorherzusehen, wie ein Patient mit dem neuen Medikament auskommt. Mein Kopf dröhnt, ich will brechen, doch ich darf nicht, sonst verlassen die Tabletten meinen Körper, bevor sie komplett aufgenommen wurden. Eine Schwester kommt und bringt mir einen kühlen Waschlappen. Ich habe furchtbare Mundtrockenheit, doch je mehr ich trinke, desto häufiger muss ich auf den Klostuhl, den ich so gar nicht mag. Entspannt und vor allem würdevoll pinkeln ist etwas anderes.

Bei jedem Besuch im Krankenhaus werden die Erinnerungen daran wach, wie vor zehn Jahren alles anfing. Die Epilepsie wurde bei meinem zweiten Klinikaufenthalt diagnostiziert. Zuvor musste ich durch einen umfassenden Untersuchungsapparat aus Schlafentzugs-EEGs, neuropsychologischen Untersuchungen, Tests mit Lichtblitzen. Irgendwann hieß es, dass die Diagnose zweifellos feststehe und ich mich zum Abschlussgespräch mit dem Neurologen einfinden solle. Ich bin im Nachhinein noch immer erleichtert, dass mein Vater just zu Besuch war und mich begleitete. Mein behandelnder Neurologe verstand es, mich mit der für mich vollkommen überraschenden Diagnose zu verängstigen, indem er mir einen monotonen Vortrag hielt, der aus endlosen Aufzählungen von Dingen bestand, auf die ich nun verzichten müsse, die ich nehmen müsse, denen ich nicht mehr nachgehen könne, was ich nicht studieren dürfe oder arbeiten könne. Ich weiß noch, wie er völlig gefühllos und stumpf eine Frage nach der anderen auf mich niederprasseln ließ: »Haben Sie einen Führerschein?«

»Ja.«

»Sie dürfen nicht mehr Auto fahren. Auch nicht Fahrrad. Treiben Sie Wassersport?«

»Ja.«

»Das können Sie jetzt vergessen. Was wollen Sie werden?«

»Kommissarin.«

»Das wird nichts. Sie dürfen nicht mit Schusswaffen hantieren. Ihr Leben ist jetzt ein komplett anderes. Achterbahnen, Partys, Alkohol, langes Aufbleiben, Flackerlicht, Computerspiele, medizinische Berufe oder Berufe, in denen sie Fahrzeuge oder Maschinen bedienen, das ist für Sie ab heute tabu. Haben Sie noch Fragen?«

Ich hatte noch nie so viele Fragezeichen in meinem Kopf und gleichzeitig doch keine Fragen, ich fühlte mich leer, überfordert und als wäre mein Leben nun zu Ende. Ohne Luft zu holen, fuhr der Neurologe mit seinem Vortrag fort. Ich müsse nun täglich ein Medikament nehmen, dass, wie er nicht zu erwähnen vergaß, starke Nebenwirkungen haben könne. Antriebslosigkeit, Gewichtszunahme, Konzentrationsschwierigkeiten, Müdigkeit, Gliederschmerzen, Übelkeit, sexuelle Lustlosigkeit, all das müsste ich einkalkulieren. Schließlich erwähnte er, dass während der Einnahme dieses Medikaments und auch noch Monate danach eine Familienplanung völlig ausgeschlossen sei. Allgemein sei dies ein Thema, dass gesondert zu betrachten sei. Man müsste erst die Entwicklung meiner Anfälle beobachten, ehe er als Arzt einschätzen könne, ob ich je in der Lage sein werde, mich um ein Kind zu kümmern. Zudem sei eine Schwangerschaft eine neue Situation und Anfälle in den ersten Wochen führten mit großer Wahrscheinlichkeit zu einer Fehlgeburt. Er beendete seinen Vortrag damit, dass ich gern etwas Geisteswissenschaftliches studieren könne, mir aufgrund der auf mich zukommenden geistigen wie körperlichen Einschränkungen und Probleme jedoch keine Hoffnung auf einen Abschluss machen solle.

Ich mag mir nicht ausmalen, wie es weitergegangen wäre, wenn mein Vater, der bis hierhin ebenso fassungslos und versteinert in Richtung des Arztes gestarrt hatte wie ich, unfähig, irgendetwas zu sagen, nicht so weitsichtig gewesen wäre, an dieser Stelle dem gesamten Spektakel ein Ende zu setzen und darauf zu beharren, dass wir erst einmal gar nichts machen, sondern noch eine zweite Klinik konsultieren würden. In der Klinik in Malmö, in der ich jetzt wieder liege, waren sämtliche Mitarbeiter wesentlich netter, einfühlsamer und persönlicher, dennoch konnten sie mir meinen größten Wunsch nicht erfüllen: eine andere Diagnose. In den folgenden Tagen wurde am gleichen Ort wie heute mein erstes Antiepileptikum eindosiert.

Am nächsten Tag werde ich wach und höre, wie eine mir allzu vertraute Stimme zur Schwester sagt: »Sie schläft noch, ich sage Bescheid, sobald sie wach ist.« Ich versuche, mich unter der Bettdecke zu kneifen. Aber ich irre mich nicht, es kann sich um keinen Traum und keine Verwechslung handeln. Niemand anderes hat so eine sanfte und dennoch klar maskuline Stimme, in der so viel Nachsicht, Geduld und gleichzeitig Entschiedenheit mitschwingen. Oh Gott, denke ich, meine Haare. Ich habe diesen blöden Verband und meine Haare seit einer Woche nicht gewaschen. Und überhaupt habe ich seit einer Woche nur mit Einmal-Waschlappen Körperpflege betreiben können. Aber ich muss akzeptieren, dass ich an meinem Äußeren in diesem

Moment wenig ändern kann. Würde ich doch wenigstens an meine Zahnbürste kommen, um das Schlimmste zu vermeiden. Ich blinzele, die Tabletten drücken meinen Kopf im Inneren so nieder, dass ich mich nur ganz langsam in Richtung Stimme drehen kann. Ich kann nur verschwommen sehen, aber ich habe mich wirklich nicht geirrt. Eine Hand umfasst meine.

»Guten Morgen, Kleine«, sagt Jakob. Ich bin unfähig, mich zu bewegen, etwas zu sagen. Ich drücke seine Hand, Tränen kullern mir übers Gesicht.

»Du bist da«, flüstere ich schließlich.

»Natürlich bin ich da. Ich bin immer da«, sagt Jakob sanft.

»Geh nicht wieder«, ich lächle vor Glück, ich bin völlig ergriffen in diesem Moment.

»Ich gehe nie wieder, wenn du das möchtest«, sagt Jakob.

»Ist es okay, wenn ich mir kurz die Zähne putze und mich wasche?«, frage ich und Jakob lacht schallend. Wenn ich schon nicht sexy sein kann, will ich wenigstens nicht stinken, denke ich. Gemeinsam mit der Hilfe einer Schwester wasche ich mich und ziehe eine meiner besseren Jogginghosen an.

»Ist das dein Freund?«, fragt die Schwester.

Ich schüttle den Kopf: »Nee, obwohl, ich weiß nicht, vielleicht doch?« Ich begreife erst jetzt, was das bedeuten könnte, dass Jakob hier ist.

»Schnapp ihn dir!«, sagt die Schwester augenzwinkernd. »Der ist aber kein Deutscher, oder?«

Ich lache. »Doch«, sage ich.

»Dann solltest du ihn nie wieder gehen lassen oder wieder nach Schweden ziehen, davon habe ich keinen zweiten in Deutschland gesehen.« Ich muss schmunzeln. Die Schweden wissen um ihren attraktiven Ruf in der Welt.

Jakob kommt wieder ins Zimmer und streicht mir über die Wange. Ich ziehe ihn an mich. Er ist es wirklich, ich kann es noch immer kaum glauben. Wir halten uns eine ganze Weile und verlieren kein Wort, bis die Morgenvisite kommt. Nachdem ich meine Tabletten genommen habe, nicke ich noch einmal ein. Als ich wieder zu mir komme, fühle ich mich deutlich besser. Es ist nicht meine erste Tablettenumstellung, ich weiß, dass es nun täglich bergauf geht. Jakob holt sich etwas aus der Cafeteria und wir essen gemeinsam Mittag.

Die Klinik ist nah am Hafen und wir beschließen, am Nachmittag mit Genehmigung meiner Ärzte einen kleinen Ausflug zu unternehmen. Jakob schiebt mich in einem Rollstuhl zum Wasser. Nach einem kleinen Spaziergang, bei dem ich ihm die Umgebung und Gebäude erkläre und das nah-ferne Kopenhagen zeige, schiebt er mich an eine Bank und setzt sich neben mich. Vor uns liegt das Meer. Es ist ruhig heute, die Schaumkronen schlagen beinahe stumm an die Promenade und nur wenig Gischt rieselt leise auf ihre Steine. Lediglich die Möwen kreischen so laut wie immer und eine Schwanenfamilie zieht an uns vorbei.

»Es tut mir leid, dass ich mich so lange nicht gemeldet habe«, sagt Jakob, während er meine Hand hält. Ich will etwas erwidern, doch er legt einen Finger auf meinen Mund und bedeutet mir, still zu sein. Ich schweige, während Jakob fortfährt: »Dein Brief kam für mich vollkommen überraschend. Ich wusste nicht, wie ich reagieren soll. Ich war total überfordert. Und ich hatte Angst, dass du es dir zwei Tage später schon wieder anders überlegst und mir eine SMS schreibst, in der steht, dass ich den Brief doch einfach wieder vergessen soll. Je länger ich nichts von dir gehört habe, desto klarer wurde mir, dass der Brief wirklich aus deinem tiefsten Herzen stammt. Dann hatte ich furchtbare Angst. Ich wusste immer, was ich für dich empfinde, aber die Angst, dass wir alles ruinieren, war noch größer. Ich habe vorgestern Lena angerufen und gefragt, wann du wiederkommst.« Die blöde Kuh, denke ich, sie hat mir gar nichts gesagt. Jakob grinst, als könnte er meine Gedanken lesen: »Ich habe Lena gebeten, dir nichts zu sagen. Sie hat mir erzählt, wie es dir geht und dass du hier bist. In dem Moment wusste ich, was ich tun muss: Ich musste zu dir fahren.«

»Und Carina?«, frage ich unsicher.

»Ach, Carina. Ich habe versucht, mit ihr glücklich zu sein, aber es war von vornherein eine reine Farce. Du kamst aus dem Nichts mit deinem ach-so-tollen Stefan an, der von heute auf morgen das Nonplusultra der Schöpfungsgeschichte war. In dem Moment war es mir klar, ich war mir absolut sicher, jetzt ist es zu spät für uns, wir haben über ein Jahr unsere Chance verpasst und nun ist es endgültig vorbei, wir haben es einfach vermasselt. An dem Abend habe ich mich betrunken und bei Tinder angemeldet. Das war natürlich riesiger Schwachsinn. Carina mochte ich, es war so einfach und unkompliziert, aber sie hat nie mein Herz erreicht. Vielleicht konnte ich es gerade deshalb so genießen, sie hätte mir niemals wehtun können. Ehrlich gesagt weiß ich überhaupt nicht, wie ich deinen Brief einschätzen soll. Bin ich die zweite Wahl? Hast du nach etwas Besserem gesucht und jetzt, als Stefan sich als Flop entpuppt hat, bin ich dir auf einmal gut genug?«

Wir schweigen eine ganze Weile. »Das stimmt so nicht, Jakob«, sage ich schließlich, »ich habe mich nur nicht mehr getraut, mir meine Gefühle für dich einzugestehen. Seit ich dich kenne, hast du stets, wenn es um Beziehungen ging, gesagt, dass du noch deine letzte Beziehung verarbeiten müsstest. Zwar war ich nach unserem Beinahe-Kuss verwirrt, aber ich habe ihn einfach unserem Weinkonsum zugeschrieben. Selbst in der Beziehung mit Stefan habe ich immer wieder mit wirren Gedanken an und über dich kämpfen müssen. Was die zu bedeuten hatten, wollte ich mir aber lange nicht eingestehen.«

Jakob lächelt mich an: »Weißt du noch, was du mir letztes Jahr gesagt hast, als ich gefragt habe, ob der Beinahe-Kuss etwas zu bedeuten habe?« Ich schüttle den Kopf, dabei weiß ich es noch ganz genau. »Wenn dir das Leben ein Herz schenkt, mach Liebe draus. Und weiter hast du gesagt: Es gibt keinen falschen Zeitpunkt, es gibt nur das falsche Herz. Und da wir beide nur freundschaftlich füreinander empfinden, habe das nichts mit dem Zeitpunkt zu tun, sondern ausschließlich damit, dass unsere Herzen einfach nicht füreinander bestimmt seien«, erinnert sich Jakob und ich nicke. Ich weiß noch genau, wie wir in seinem Atelier dieses Gespräch geführt haben.

»Das habe ich auch wirklich geglaubt, Jakob. Wenn wir nicht verliebt sind, dann sind wir halt nicht füreinander bestimmt. Ich habe es nie zuvor erlebt, dass das Verliebtsein übersprungen und ich direkt von richtiger Liebe überrumpelt wurde.«

Jakob hört mir aufmerksam zu. »Weißt du«, entgegnet er schließlich, »seit deiner Abreise habe ich gefühlt Tag und Nacht über uns nachgedacht. Und ich weiß eins. Es gibt vielleicht nicht den falschen Zeitpunkt für richtige Herzen. Aber wenn die Herzen in zwei Feiglingen wohnen, die ihre Gefühle aus Angst verleugnen, dann sind die Herzen selbst machtlos und der Zeitpunkt ist vollkommen egal. Jetzt will ich nicht mehr feige sein und ich will nicht noch einmal mitansehen müssen, wie du auf so einen aufgeblasenen Gockel hereinfällst. Ich will, dass wir es versuchen, und noch mehr, dass wir es schaffen.«

Der Zeitpunkt könnte nicht absurder sein. Wir sitzen, weit weg von unseren Wohnungen, die nur drei Minuten voneinander entfernt liegen, an der Promenade im Hafen von Malmö. Ich sitze im Rollstuhl und habe einen riesigen Kopfverband um, aus dem ein großer Kabelstrang heraushängt. Und dennoch ist dies der Moment, in dem wir uns das erste Mal küssen. Unsere Münder berühren sich so vorsichtig, als könnten sie die eben ausgesprochenen Gefühle zerstören. Es fühlt sich so gut an. Wie oft habe ich mir vorgestellt, diese Lippen zu berühren, sie sind so weich und ich liebe es, wie Jakobs Bart in meinem Gesicht kitzelt. Ich möchte den Moment einfrieren und für dunkle, kalte Winterabende aufheben, um ihn immer wieder auftauen und noch einmal erleben zu können. Ich vergesse alles um mich herum: dass ich gleich wieder ins Krankenhaus muss, dass ich arbeitslos bin, dass mir gestern noch furchtbar übel von den neuen Tabletten war, sogar dass mir gerade eine Möwe aufs Bein gekackt hat, könnte mir nicht gleichgültiger sein. Denn so ist mein Leben. Wenn ich den tollsten Mann der Welt küsse, setzt nicht wie in Filmen Geigenmusik ein oder ein warmer Sommerregen, nein, in meinem Leben macht mir in so einem Moment eine Möwe aufs Bein. Aber vielleicht ist es gerade das, was mein Leben so liebenswert macht. Alles, was zählt, ist: Wir küssen uns. Es hat sich noch nie etwas in meinem Leben so richtig angefühlt.

Jakob schläft in meinem alten Kinderzimmer und kommt täglich zu mir in die Klinik.

Mir geht es viel besser, ich habe das Gefühl, mit den Medikamenten ganz gut auszukommen. Meiner Entlassung steht nichts mehr im Wege.

Am letzten Abend im Krankenhaus blinkt mein Handy auf. Ich habe eine neue E-Mail erhalten: Ein ganz wunderbarer Buchladen, nicht weit von meiner Wohnung in München gelegen, hat mein Stellengesuch in verschiedenen Jobbörsen der Literaturbranche gesehen. Sie bieten mir eine Dreißigstundenstelle an. Ich lese das liebevoll geschriebene Angebot durch. Es ist nicht eine jener großen Bücherhandlungen mit Leuchtreklame und riesiger Ladentheke, die einem das Gefühl vermitteln, sie könnten ebenso gut mit Socken handeln, und die mit ihrer lauten Werbung die stillen, die besonderen Bücher übertönen. Es ist vielmehr ein Laden, in dem die Nachbarn eines jeden Werkes sorgfältig ausgewählt und mit Liebe platziert werden.

Ein Zuhause nicht für die Bücher als Gegenstände, sondern auch für ihre kostbaren Gedanken und Inhalte, ihre achtsam bedachten Worte und Sätze, von denen jeder einzelne Buchstabe einen ausschließlich für ihn bestimmten Platz einnimmt, ohne den das gesamte Werk nicht mehr atmen könnte. Ein Zuhause für Bücher, die unsere Schmerzen lindern und trösten, Auswege bieten, Liebe und Zuneigung schenken können; für Bücher, die uns verstehen, ohne dass wir uns ihnen erklären müssen, und die uns geheime Fluchtorte öffnen, angesichts derer wir ganz allein entscheiden können, wann wir wieder bereit sind, von ihnen in die bisweilen überwältigende Welt zurückzukehren. Ich spüre es tief in mir: Dort möchte ich arbeiten. Und für die restlichen zehn Stunden der Woche werde ich schon eine Beschäftigung finden. Nur Kraniche oder Schmetterlinge falten, das möchte ich definitiv nie wieder.

Für meine Entlassung habe ich für jeden meiner behandelnden Ärzte, Schwestern und den Physiotherapeuten einen kleinen Umschlag vorbereitet mit ein paar lieben Dankeszeilen und einem Schwan, der in Japan als Symbol des Glücks und Friedens gilt. Für Jakob habe ich aus dem Stück eines Stadtplans von Malmö, der den Platz enthält, an dem wir gestern am Wasser saßen, einen besonders schönen Schmetterling gefaltet. Schmetterlinge stehen in der Origami-Kunst für die intime Vereinigung zweier Menschen und die andauernde Liebe. Jakob hat mir beim abendlichen Abschied vor meiner Entlassung ins Ohr geflüstert, dass er eine Überraschung für mich geplant habe, die zu Hause auf mich warte.

16. Kapitel

»Komm endlich rein, das Wasser ist herrlich!«, höre ich Jakob rufen. Ich stehe auf einem Felsen und vor mir liegt der allerherrlichste aller herrlichen småländischen Waldseen, die ich jemals gesehen habe. Ich trete einige Schritte zurück und springe mit etwas Anlauf ab. Ich fliege einen kurzen, schwerelosen Moment durch die Luft, ehe ich in das klare, tiefblaue Nass eintauche. Unter Wasser lasse ich mich einen kleinen glücklichen Moment treiben, ehe ich mit einigen kräftigen Zügen an die Oberfläche schwimme. Jakob strahlt mich an und spritzt mir Wasser entgegen. »Wieso mache ich nicht schon mein ganzes Leben hier Urlaub?«, fragt er. Wir planschen noch ein Weilchen und liefern uns schließlich ein vergnügtes Wettschwimmen zum Boot, mit dem wir zurück an die andere Seeseite, an der sich unser Lager befindet, paddeln. Der Mittsommerabend naht. Wir haben Pilze gesammelt und in einem Supermarkt weitere Zutaten für einen köstlichen Kartoffel-Gemüse-Eintopf gekauft. Dazu räuchern wir über unserer kleinen Feuerstelle Jakobs ersten selbst geangelten Fisch, eine wunderschöne Regenbogenforelle. Wir trinken Rosé, den wir meinen Eltern gemopst haben, aus zwei alten Emaille-Bechern und Jakob setzt mir einen blaugelben Blumenkranz auf, den er am Nachmittag gebunden hat, während ich schlief. Wir lachen und ich bringe ihm traditionelle Mittsommerlieder und Bräuche bei. Zumindest ein Trinklied kann er sich merken: »Helan går, sjung hopp faderallan lallan lej, helan går, sjung hopp faderallan lej. Och den som inte hean tar, han heller inte halvan får, helan går!« Wir stoßen miteinander an, ehe wir den letzten Vers krakeelen: »Sjung hopp faderallan lej!«

Später liegen wir auf einem Deckenlager und schauen in den klaren Nordhimmel. Jakob hält mich in seinen Armen und fragt, ob ich inzwischen wisse, was ich mit der übrigen Zeit neben meinem neuen Job anstellen möchte, wenn wir zurück in München sind. Ich denke über meine Antwort nach, während ich ihm mit der Hand über den Hals und seinen Nacken fahre. Er fühlt sich so schön an.

»Weißt du, Jakob«, erwidere ich schließlich, »seit ich dich kenne, liege ich dir damit in den Ohren, dass ich gern mehr schreiben möchte. Vielleicht sollte ich das einfach tun. Ich werde zwei Nachmittage in der Woche bei dir im Atelier sitzen. Und während du malst, schreibe ich. Ich träume so lange davon. Aber meine Träume können nur dann wahr werden, wenn ich sie nach dem Aufwachen mit in den Tag nehme und sie lebe.«

Ich weiß in diesem Moment nicht, wie viele Anfälle noch vor mir liegen und wann der nächste kommt, ob ich mich dabei verletzen werde, ob es mir irgendwann wesentlich schlechter geht oder aber ein besseres Medikament für mich gefunden wird. Ich weiß nicht, wie viele Panther in der Dunkelheit auf mich warten. Aber ich weiß, dass mindestens genauso viele Tage voller Einhörner, Luftballons und Seifenblasen vor mir liegen. Und ich weiß, dass ich in diesem Moment das glücklichste Mädchen der Welt bin. Und zu diesem glücklichen Mädchen bin ich auch aufgrund des Panthers geworden, der vor zehn Jahren in mein Leben einfiel.

Unter meinem Kissen liegen sieben Sorten wilder Blumen, die der Legende nach bis zum nächsten Mittsommerabend mein Glück bewahren, und an mich gedrückt schläft Jakob. Mein Jakob, mein bester Freund und meine Liebe. Heute war kein guter Tag und auch kein superguter. Heute war der so etwas von allerbeste 20. Juni 2014, den ich haben konnte.

Medizinisches Nachwort

Epilepsie ist eine sehr komplexe Erkrankung mit vielen verschiedenen Erscheinungsformen. In diesem Appendix versuche ich, so einfach wie möglich die medizinischen Aspekte für diejenigen genauer zu erläutern, die noch Fragen haben, Angehörige von Epileptikern sind oder sich für die Hintergründe der Erkrankung interessieren. Da ich keine Medizinerin bin und dieser Anhang dazu dient, so vereinfacht wie möglich die Grundlagen der Epilepsie zu erklären, ist dieser Appendix nicht als wissenschaftlich exaktes Werk zu betrachten.

Epilepsie ist die weltweit häufigste schwere Erkrankung des Gehirns. Sie kann Menschen aller Altersstufen, sozialer Schichten, Religionen und Hautfarben treffen und bringt tiefgreifende soziale, physische und psychische Folgen mit sich. Menschen mit Epilepsie sind ständig sozialer Stigmatisierung und Ausgrenzung ausgesetzt. Ein wesentlicher Bestandteil der Verringerung dieses Stigmas ist, das öffentliche und professionelle Bewusstsein zu schärfen. Wenn es die Nicht-Betroffenen zulassen, kann das Gros der Epileptiker ein ganz normales Leben führen.

Anfälle sind plötzliche, kurze und sich wiederholende Funktionsstörungen des Gehirns. Deshalb werden sie oft als Gewitter im Gehirn bezeichnet.

Die äußere Form der Anfälle ist abhängig davon, an welchem Ort des Gehirns eine Störung vorliegt. Über Nervenbahnen ist das Gehirn mit dem Rest des Körpers verbunden. Je nachdem, wo der Anfall stattfindet, folgt die sichtbare Auswirkung. Falls der Anfall beispielsweise an der Stelle auftritt, an der die Motorik der rechten Hand kontrolliert wird, zuckt oder verkrampft sich diese. Wenn der Fokus größer ist, kann der ganze Arm oder selbst die Schulter mitbetroffen sein. Die sichtbaren Erscheinungen eines Anfalls können Neurologen dabei helfen, den Ort der Funktionsstörung im Gehirn zu lokalisieren.

Die Grand-Mal-Anfälle sind die bekannteste Form, doch nicht alle Anfälle sind generalisiert. Den generalisierten Anfällen gegenüber stehen die partiellen, auch fokal genannten Anfälle. In diesem Fall gibt es einen oder mehrere Orte im Gehirn, an denen die Anfälle auftreten, während der Rest des Hirnes nicht betroffen ist. Diesen Ort nennt man Fokus oder Herd. Prinzipiell kann an jeder Stelle des Gehirnes ein solcher Fokus entstehen. Während manche Epileptiker nur einen Fokus haben, gibt es andere Epilepsien mit mehreren Herden. Auch während eines Anfalls ist die Aktivität im restlichen Gehirn völlig normal.

Bei einem generalisierten Anfall ist das gesamte Gehirn betroffen. Eine Mischform stellen die sogenannten sekundär generalisierten Anfälle dar. Innerhalb einer gewissen Zeitspanne, die von Bruchteilen einer Sekunde bis hin zu Minuten variieren kann, breitet sich der fokale Anfall auf das gesamte Gehirn aus.

Bei den generalisierten Anfällen gibt es Absencen und Grand-Mal-Anfälle. Eine Absence ist ein Anfall, der aus einer kurzen Bewusstseinsunterbrechung besteht, das heißt, der Epileptiker tritt kurz weg, ein Krampfen oder Ähnliches erfolgt nicht.

Bei den bekannten Grand-Mal-Anfällen verliert der Betroffene das Bewusstsein und der gesamte Körper spannt sich an. Es kommt zu einem Sturz, starken Muskelkontraktionen und weiteren Begleiterscheinungen wie Bissverletzungen der Zunge, Speichelaustritt, Urinabgang.

Bei den fokalen Epilepsien gibt es Formen mit und ohne Bewusstlosigkeit. Einige gehen mit unauffälligen Beeinträchtigungen einher, die nur der Erkrankte selbst wahrnimmt, wie Schwierigkeiten mit einzelnen oder mehreren Sinneswahrnehmungen, Kribbeln, Schmerzen, Wärmegefühlen, Blässe oder einem Aufrichten der Härchen an Armen und Beinen. Unter den fokalen Anfallsarten gibt es einmal die klonischen, zuckenden, und die tonischen, krampfenden, Anfälle. Bei krampfenden Anfällen kommt es nicht zu rhythmischen Zuckungen, sondern zu einer Versteifung, zum Beispiel in Form eines unnatürlich gestreckten Armes oder verdrehten Kopfes. Aufgrund des zuvor beschriebenen Übergangs eines generalisierten Anfalls von einer Versteifung zu rhythmischen Zuckungen werden die Grand-Mal-Anfälle auch als tonisch-klonische Anfälle bezeichnet. Die häufigste Anfallsart unter Erwachsenen sind komplexe fokale Anfälle, die sich durch sinnfreie automatisierte Bewegungsabläufe auszeichnen und mit einer Bewusstseinsstörung einhergehen. Diese Automatismen reichen von Lecken über Schmatzen bis hin zu Worten und Wortfetzen. Die Anfallsleidenden sind dabei nicht ansprechbar und haben häufig einen starren Blick ins Leere. Nach dem Anfall sind viele der Betroffenen gereizt, unruhig, orientierungslos oder laufen ziellos umher.

Eine weitere Form ist die sogenannte Aura. Sie bildet den Ausgangspunkt eines epileptischen Anfalls und ist somit bereits selbst ein – nicht sichtbarer – Anfall. Die Aura wird auch als Vorgefühl bezeichnet, da ihr häufig ein sichtbarer fokaler Anfall folgt. Eine Aura kann sich vollkommen individuell äußern. Manche Epileptiker verspüren ein Fingerzucken oder Taubheitsgefühl, Übelkeit, eine plötzliche depressive Verstimmung oder Euphorie. Ebenso typisch ist ein Kribbeln in einem bestimmten Körperteil wie dem Arm oder ein merkwürdiger Geschmack im Mund.

Die Aura hilft Betroffenen insofern, als dass sie sich an einen sicheren Ort begeben und zum Beispiel hinlegen können, um einen Sturz während eines Folgeanfalls zu vermeiden. Es gibt

Epileptiker, die gelernt haben, zumindest gelegentlich Anfälle nach einer Aura zu verhindern. Mit bestimmten Techniken, die von Musik über Meditation bis hin zum Streichen über Arme, Bauch oder die Beine reichen, können sie ihre Gehirnströme so beruhigen, dass kein Anfall folgt.

Sichtbare fokale Anfälle werden in tonische und klonische unterschieden. Tonische Anfälle bestehen aus einer Verkrampfung der Muskulatur. Diese Verkrampfung kann den ganzen Körper betreffen oder einzelne Körperteile.

Ein klonischer Anfall hingegen äußert sich durch rhythmische Zuckungen eines oder mehrerer Glieder.

Die Dauer der fokalen Anfälle kann von Sekunden bis hin zu mehreren Minuten variieren und nicht alle Erkrankten verfügen über eine Aura. Während eines fokalen Anfalles sind die Betroffenen in der Regel bei vollem Bewusstsein.

Es gibt noch weitere Anfallsarten wie bestimmte Kinder-Epilepsien, hypermotorische, komplex fokale Epilepsien oder den Status Epilepticus. Da ich hier nur mein Laienwissen weitergebe, empfehle ich jedem Betroffenen, Angehörigen oder Interessierten das Buch *Epilepsie* von Prof. Dr. med. Christian E. Elger und Prof. Dr. med. Ulrich Altrup aus dem Novartis Pharma Verlag, das in Texten und Bildern umfassend und leicht verständlich über alle Formen, Diagnostikverfahren, Behandlungen und die Bedeutung der Erkrankung für den Alltag, die Berufswahl etc. aufklärt.

Zur Diagnostik einer Epilepsie dienen in erster Linie das EEG und das MRT. Beim MRT können Entzündungen, Fehlbildungen oder Tumore, die die Anfälle auslösen, aufgedeckt werden. Mithilfe dieser Bilder kann auch eine mögliche Gehirnoperation abgeklärt werden.

Mithilfe des EEGs, eigentlich Elektroenzephalografie, abgeleitet von den altgriechischen Wörtern für »Gehirn« und

»schreiben«, können Neurologen die Gehirnströme in Form der grafischen Darstellung ihrer Spannungsschwankungen an der Kopfoberfläche evaluieren und so epileptisches Potenzial feststellen. Bei Epileptikern wird nach der Diagnose mit dem regelmäßigen Schreiben von EEGs geprüft, ob aktuelle Auffälligkeiten vorhanden sind, ob zum Beispiel trotz der Medikation Unruhen bestehen. Herde fokaler Epilepsien können ebenfalls auf diese Weise lokalisiert werden. Wenn gerade kein Anfallspotenzial im Gehirn vorliegt, sieht das EEG eines Epileptikers vollkommen normal aus, weshalb es wichtig ist, EEGs zu verschiedenen Zeiten und unter unterschiedlichen Bedingungen durchzuführen, zum Beispiel nach einem Schlafentzug. Mit einer Plastikhaube werden viele kleine Metallplättchen, Elektroden, auf der gesamten Kopfoberfläche angebracht. Jedes dieser Plättchen nimmt die Spannung der Nervenzellen in seiner unmittelbaren Umgebung wahr. Ein EEG kann leicht gestört werden. Selbst ein Gähnen, eine kleine Bewegung der Augen oder des Kiefers können das gesamte EEG überdecken.

Über all den medizinischen Fragen thront die nach der Ursache einer Epilepsie. Epilepsien entstehen entweder durch eine erhöhte Anfallsbereitschaft oder eine Schädigung des Hirnes. Die grundsätzliche Anfallsbereitschaft ist jedem Menschen gegeben, jedoch in unterschiedlichem Ausmaß. Warum die Anfallsbereitschaft von Mensch zu Mensch variieren kann, ist noch nicht wirklich erforscht. Man kann es damit vergleichen, dass manche Menschen von Natur aus musischer oder sportlicher, wissenschaftlich oder sprachlich begabter sind als andere. Menschen mit einer höheren Anfallsbereitschaft können leichter eine Epilepsie entwickeln. Die Anfallsbereitschaft kann durch viele Faktoren verstärkt oder abgeschwächt werden. So können auch Menschen, die keine Epilepsie haben, in Ausnahmesituationen wie nach einem tragischen oder traumatischen

Erlebnis oder nach Drogen- oder Alkoholmissbrauch einen Anfall erleiden. Ein einzelner epileptischer Anfall ist aber deutlich von einer Epilepsie zu trennen. Vereinfacht kann man sagen, dass jeder Mensch einen Anfall bekommen kann, nicht jedoch eine Epilepsie.

Schädigungen des Gehirnes können Narben aufgrund einer früheren Verletzung sein, infolge eines Unfalls beispielsweise. Neben diesen Hirnverletzungen kann die Ursache für eine Schädigung auf eine frühere Entzündung des Gehirnes, Hirnblutung, einen Tumor, eine Durchblutungsstörung zum Beispiel infolge eines Schlaganfalles, eine Fehlbildung während des Hirnwachstums, eine Stoffwechselstörung im Gehirn oder auf Sauerstoffmangel unter der Geburt zurückzuführen sein. Wie genau der Prozess von einer Schädigung bis hin zu einer Epilepsie aussieht, ist leider noch nicht bekannt.

Die häufigste Behandlung einer Epilepsie erfolgt medikamentös. Die Aufgabe der Medikamente ist es, die Anfälle zu verhindern. Hierbei können sie jedoch nicht die Ursachen der Epilepsie bekämpfen, sondern lediglich die Fähigkeit des Gehirns unterdrücken, Anfälle zu entwickeln. Es gibt viele verschiedene Wirkstoffe. Welcher Wirkstoff bei welchem Patienten wirkt, kann oft nur durch Ausprobieren herausgefunden werden, weshalb es lange dauern kann, bis das richtige Medikament gefunden ist. Die Tabletten absorbieren ihren Wirkstoff im Darm, wo er ins Blut aufgenommen wird. Aus dem Blutkreislauf tritt er ins Gehirn, wo er wirken soll. Die Leber baut die Medikamente wie alle Schadstoffe wieder ab, weshalb eine regelmäßige Einnahme erforderlich ist. Wenn ein Epileptiker verschiedene Anfälle hat, eine komplexere Form, bei der ein Medikament nicht ausreicht, oder eine Kombination aus Anfällen, wie zum Beispiel die sekundär generalisierten, können mehrere Medikamente miteinander kombiniert werden. Trotz einer mittlerweile großen Breite an Wirkstoffen und Kombinationsmöglichkeiten hat jeder vierte Epileptiker Anfälle, die nicht komplett mit Medikamenten unterdrückt werden können. Die Antiepileptika, auch Antikonvulsiva genannt, bringen teilweise sehr starke Nebenwirkungen mit sich. Dies variiert jedoch. Während beispielsweise ein Patient bei einer bestimmten Medikation unter starken Konzentrationsproblemen und Müdigkeit leidet, spürt ein anderer Epileptiker kaum etwas davon. Die Nebenwirkungen der Medikamente sind ebenfalls ein wichtiger Faktor bei der Suche nach der besten Medikation.

Wenn die Medikamente nicht ausreichend wirken oder die Epilepsie den Betroffenen zu stark beeinträchtigt, kann eine Operation erwägt werden. Bei einer Operation wird der beschädigte Teil des Gehirnes entfernt. Hierzu muss er genau lokalisiert und es muss zweifelsfrei abgeklärt werden, was an dieser Stelle im Gehirn passiert, um Funktionsstörungen infolge der OP auszuschließen. Eine Gehirn-OP ist sehr kompliziert und das Gehirn ist nach wie vor nicht vollständig erforscht. Deshalb ist eine OP keine leichte Entscheidung und die Folgen können leider nicht immer vorhergesehen werden. Dennoch ist für viele Betroffene ein epilepsiechirurgischer Eingriff die einzige Chance, dauerhaft anfallsfrei zu sein.

Es gibt darüber hinaus alternative Zusatzbehandlungen zu den Medikamenten wie eine ketogene Diät, die oft bei Kindern eingesetzt wird, oder das Biofeedbackverfahren, bei dem der Epileptiker lernt, die EEG-Wellen zu steuern.

Die meisten Epileptiker haben über die Jahre herausfinden können, welche Dinge ihre Anfallswahrscheinlichkeit erhöhen können, und sie können so zumindest einige Anfälle verhindern. Manche Epileptiker kennen sogar konkrete Auslöser wie

Gerüche oder Tätigkeiten, Geräusche und Lichter, die sie meiden können.

Wenn ihr einmal einen großen Anfall seht, müsst ihr in erster Linie die Ruhe bewahren. Vor allem ein großer Anfall sieht bedrohlicher aus, als er es ist. Panik oder übertriebener Eifer schaden dem Betroffenen jedoch nur. Wichtig ist, die Bewegungen des Betroffenen nicht aufhalten zu wollen. Am besten sollte man ihn gar nicht anfassen. Dies gilt natürlich nicht für Anfälle im Straßenverkehr, im Wasser oder an anderen gefährlichen Orten. Wenn der Betroffene aus dem Gefahrenbereich gebracht wurde, legt ihn direkt wieder ab. Durch die enorme unkontrollierte Muskelkraft kann es sonst zu starken Verletzungen und sogar Brüchen kommen. Man darf einem Krampfenden auf gar keinen Fall etwas zwischen die Zähne schieben. Stattdessen gilt es, Gefahrenquellen um den Betroffenen herum wie Möbel oder spitze und scharfe Gegenstände zu entfernen. Mit einem weichen Gegenstand kann man den Kopf vor Verletzungen schützen. Nach dem Anfall ist es wichtig, den Betroffenen zu wecken und in die stabile Seitenlage zu bringen. Dadurch sind der Speichelabfluss und die Atmung nicht behindert. Wenn der Betroffene zu sich kommt, ist er eventuell verwirrt oder kann sich nicht richtig äußern. Bitte lasst ihn nicht allein, sondern informiert eine Kontaktperson. Die meisten Epileptiker haben einen Notfallausweis bei sich, in dem die Nummer der Person steht, die benachrichtigt werden soll. Bei einer Großzahl der Epileptiker bedarf die Regenerierung nur wenige Minuten, andere brauchen viele Stunden. Ein Notarzt muss informiert werden, wenn ein Anfall länger als fünf Minuten andauert, der Betroffene aus Sauerstoffmangel blau anläuft oder ein weiterer Anfall folgt, ehe sich der Betroffene erholt hat. Ebenso muss im Fall eines schweren Sturzes oder anderer Folgeverletzungen ein Krankenwagen gerufen werden.

Bei fokalen Anfällen kann man nur wenig helfen. Wichtig ist, gefährliche Gegenstände beiseitezuräumen und nach dem Anfall bei dem Betroffenen zu bleiben. Er kann noch längere Zeit verwirrt sein oder sich aus Versehen verletzen und sollte deshalb nicht allein sein.

Danke, tack und hejdå!

Liebste Mama, liebster Papa, ihr seid mein Anker und bisweilen mein Lotse, dank euch besitze ich in gleichem Maße Wurzeln und Flügel. Ich weiß nicht, wie ich euch jemals für eure bedingungslose Liebe und Unterstützung danken kann. Ihr habt mich vor allem gelehrt, dass ich so, wie ich bin, richtig bin. Ich muss schon beinahe hoffen, dass ihr im Alter ein wenig klapprig werdet, um euch auch nur einen Hauch eurer Güte zurückgeben zu können. Danke.

Liebe Mareike, lieber Jannis, liebes Annchen und lieber Casi, ihr seid die besten Geschwister der Welt! Danke für eure Liebe, Hilfe und die unbeschwerteste und lachvollste Kindheit, die ich mir wünschen konnte. Vor allem danke ich euch jedoch für meine geliebten Frida, Rasmus, Johann, Philipp und Clara. Meine Nichten und Neffen sind es, die mir zeigen, was Glück und Liebe bedeuten, was es heißt, ohne Ablehnung und Vorurteile und voller Offenheit, Neugierde, Toleranz und Vertrauen durch die Welt zu gehen. Dank ihnen weiß ich, was wirklich zählt und dass man für die Suche nach dem großen Glück manchmal auch einfach nur die nächste Schaukel finden muss.

Liebe Oma, lieber Opa, danke für eure Liebe, Wärme und Unterstützung. Ich erwarte, auf meiner Hochzeit mit euch zu tanzen.

Tante Gisela, danke für einen jeden deiner Briefe, nein, jedes geschriebene Wort. Meine Sammlung ist wie eine kleine eigene Milchstraße für mich.

Meine liebe Elisabeth, dich als Patentante zu wählen, war eine der weisesten Entscheidungen meines Lebens. Bei dir bin ich so ganz bei mir und du bist ein Zuhause für meine Seele. Danke für all deine Geduld, dein Zuhören, deine bedachten Ratschläge. Dieses Buch ist auch Gerhard gewidmet, der wie du mein Leben von klein auf mit prägte und mir immer ein literarisches Vorbild war. Er fehlt!

Rahel – Bee –, heute, am 26. März 2015 kennen wir uns 23 Jahre und 226 Tage. Du bist die Liebe meines Lebens, mein Yang, meine bessere Hälfte. Danke, dass du gleich welcher Entfernung stets bei mir bist. Danke für jeden Panthertag, an dem du mit mir im Bett gemuckelt und beim Einschlafen an meinem Ohr genestelt hast. Danke für jeden Korb Geschirr, den du deinem einarmigen Banditen durch deine Spüli gejagt hast, und jeden Morgen, an dem ich davon aufwachte, dass jemand genüsslich im Bett neben mir gleichzeitig Schoki und Lakritz mampfte. Ohne dich wär ich nicht ich und mein Leben nicht meins. Wir beide! P.S.: Die Beckhams sind immer noch verheiratet!

Tilmar, mein Smukke und mein eigener Peter Pan, du bist mein Wirbelwind und schaffst es wie kein Zweiter, mein Leben in Aufruhr zu halten. Du bist mein zweiter Maat oder auch mal mein Steuermann. Du hast mich gelehrt, dass Spontaneität nichts zum Fürchten ist und man viel über sich und die Welt lernt, wenn man seine Strukturen durchbricht und spontan in Kopenhagen Hotdogs isst und Carlsberg (Sort guld, na klar) trinkt und vergisst, dass nun niemand die Blumen gießt.

Danke an meine treuen und geliebten Wegbegleiter Nelto und Flocki, Laura, St. Benji, Matts und Juli – you're the sky and I'm the blue.

Tack så mycket, Pontus och James, för den finaste dagen i hela mitt liv. Göteborg, jag saknar dig som fan!

Danke an meine Münchner Herzmädchen, Karobuben und den 1. FC Schnösel. Dank euch habe ich meine Wa(h)lheimat gefunden. Ein ganz besonders großer Dank geht an Marita und Eva für eure Begleitung durch all die Hochs und Tiefs von der Lyrik der Aufklärung bis zum Druck meines Buches. Mit niemandem kann man besser schabernacken und Einhörner streicheln. Danke für all eure Hilfe an Panthertagen und den Nachschub an Einmal-Waschlappen, der noch bis 2037 reicht. Danke an Jairito und den kleinen Prinzen Javi, Jogi, Hase David, Elli, Chrisili, Juli, Robinson und den schönen Michi. Und Joni und Lea dafür, dass ich schon so manchen Pärchenabend von euch crashen durfte, ihr seid große Herzmenschen.

Susi Q, ich weiß nicht, wie die Welt es geschafft hat, einen Pinguin mit einem Einhorn zu kreuzen, doch du bist der Beweis. Danke für so viel Liebe und Glitzer und noch viel mehr!

Danke, Greta und Andi, für ein zweites Zuhause für meine Havanna. Ihr seid die besten Hasenkinder! Danke, Andrea, für all die Liebe und Güte, die mich drei Jahre begleiteten und prägten.

Lieblingsnachbar Andi! Danke fürs Blumengießen, Havanna-Ausführen und Einkaufen an Panthertagen, nächtlichen Rotwein und vor allem die griechische Musik in meinem Badezimmer. Ευχαριστω!

Lisa, Sarah und Susanna, ihr seid meine heimlichen Musen. Danke für jeden Moment mit euch voller Lebensfreude, Pippi-Sein und rosa Blubber. Der Wunderwald öffnet eben doch nicht nur für Kinder seine Pforten und Peter Pan wird niemals ohne uns ins Nimmerland fliegen.

Karla, du bist ein Wunder! Danke an dich und Markus für euren unermüdlichen Einsatz für mein Buch. Doch vor allem möchte ich dir, Karla, dafür danken, dass du eine so einzigartige Person, Freundin und Mentorin bist, die es wie keine zweite schafft, mir den nötigen Tritt in den Hintern zu verpassen, wenn ich mich in Selbstzweifeln verirre, die meinen Einhornstolz überragen, aber ebenso an mich glaubt, wenn ich es einmal wieder vergessen habe. Du bist Mut, du machst Mut. Danke jedoch vor allem für Sören, wir sind sehr akvavitselig.

Danke an mein geliebtes (Ex-)Team von LovelyBooks, vor allem Marci, Dani, Tina, Jack, Jess, Sophie und Caroline. Ich habe so viel von und mit euch gelernt: einen ganz neuen Zugang zu Literatur, die Liebe zu Büchern, von denen ich es nie erwartet hätte, und kickern. Das Gartenhaus wird immer ein Herzensort sein.

Danke, mein lieber Benjamin, dass du so *lichtfunkelnd* mein Leben bereicherst.

Oma Irmchen, seit acht Jahren hältst du deine schützende Hand über mich und sorgst dich um mein Glück im Unglück. Danke. Vielleicht bist du der herzensbeste Mensch, der mir je begegnete. Ich weiß, irgendwann tanzen wir gemeinsam barfuß in den Wolken!

Meine kleine Havanna, mein kleines braunes Bündel purer Lebensfreude, mein Wonderwall. Ich hoffe, du bist nicht der erste Hund, dem in einem Buch gedankt wird. Eigentlich gehört der Dank an dich natürlich an die erste Stelle, doch ich setze darauf, dass bis auf Mama und Mareike keiner bis hierhin durchgehalten hat. Du bist mein Ein und mein Alles. Du tröstest mich an Panthertagen, tanzt an meiner Seite durch Müßigtage, hast irgendwie gelernt, mich nach Anfällen zu wecken, und, ja, allgemein bist du ein kleines zaubertolles Wunderwutzel. Ich freue mich auf die nächsten zehn Jahre mit dir und auf jeden einzelnen Tag, den du mein Leben bereicherst. Kein Zuhause ist vollkommen ohne das Tippeltappel kleiner Hundepfoten.

Lieber Prof. Dr. Lang und Dr. Weil, mir fällt wirklich kein Grund ein, warum Sie noch keine Medizinnobelpreise eingeheimst haben! Ihnen verdanke ich meine heutige Lebensqualität, auf der jeder einzelne supergute Tag und beste Tag überhaupt beruht. Ein weiterer besonderer Dank geht an Prof. Dr. Elger, Dr. Friedrich, Dr. Hesebeck, Dr. Kern, Dr. Reischl sowie die Teams vom Therapiezentrum Kiel, der Neurologie der Uniklinik Kiel, dem Neurozentrum Nymphenburg und der Epileptologie der Uniklinik Bonn. Sie alle sind meine persönlichen Superhelden! Sie sind so viel mehr als Ärzte und medizinische Mitarbeiter. Fehlte bloß einer von Ihnen, würde ich heute nicht hier sitzen und schreiben können.

Mein letzter Dank gilt dem weltbesten Verlag Eden Books und der Edel AG für ihr unermessliches Vertrauen in mich und mein Buch. Danke, Jennifer, dass du dich so sehr für unser Projekt eingesetzt hast, immer ein offenes Ohr und Verständnis hattest und mich aufgebaut hast, wenn ich mal wieder alles hinwerfen wollte.

Danke, Maria und Rosanna, für eure Mühe, eure Unterstützung und so wundertolle Tage in Berlin.

Danke, Nina und Julia, für eure Geduld und Arbeit, euren Glauben an mich und euren Einsatz, in eurem Fall auch schon im Voraus.

Danke, liebe Katharina, für deinen liebevollen Umgang mit meinem Manuskript und all deine klugen Gedanken.

Danke an jeden, der mein Leben irgendwann prägte oder begleitete und der findet, er habe einen speziellen Dank verdient. Das habe ich hiermit getan.

Impressum

Sarah Elise Bischof
Panthertage
Mein Leben mit Epilepsie
ISBN: 978-3944296-93-7

Eden Books
Ein Verlag der Edel Germany GmbH

www.edenbooks.de | www.facebook.com/EdenBooksBerlin | www.edel.com
1. Auflage 2015

Einige der Personen im Text sind aus Gründen des Persönlichkeitsschutzes anonymisiert.

Projektkoordination: Nina Schumacher
Lektorat: Katharina Stauder
Umschlagfoto: Moritz Thau
Umschlaggestaltung: Rosanna Motz
Layout und Satz: Datagrafix Inc.| www.datagrafix.com
Druck und Bindung: optimal media GmbH, Glienholzweg 7, 17207 Röbel/ Müritz

FSC®-zertifizierte Papier Super Snowbright für dieses Buch lieferte Hellefoss AS, Hokksund, Schweden.

Printed in Germany

Dieses Buch ist auch als E-Book erhältlich.